国家卫生和计划生育委员会"十三五"规划教材配套教材

全国高等学校配套教材

供预防医学类专业用

流行病学实习教程

第 2 版

主　审　段广才

主　编　张卫东

副主编　胡东生　闫永平

编　委（以姓氏笔画排序）

么鸿雁　中国疾病预防控制中心

王　蓓　东南大学

王素萍　山西医科大学

叶冬青　安徽医科大学

刘殿武　河北医科大学

齐秀英　天津医科大学

闫永平　第四军医大学

李佳圆　四川大学

张卫东　郑州大学

陈　坤　浙江大学

陈维清　中山大学

赵亚双　哈尔滨医科大学

胡东生　深圳大学

胡志斌　南京医科大学

贾存显　山东大学

徐　飚　复旦大学

唐金陵　香港中文大学

寇长贵　吉林大学

詹思延　北京大学

谭红专　中南大学

戴江红　新疆医科大学

秘　书

陈帅印　郑州大学

人民卫生出版社

图书在版编目（CIP）数据

流行病学实习教程/张卫东主编.—2版.—北京:人民卫生出版社,2017

全国高等学校预防医学专业第八轮规划教材配套教材

ISBN 978-7-117-24826-6

Ⅰ.①流… Ⅱ.①张… Ⅲ.①流行病学-实习-医学院校-教材 Ⅳ.①R18

中国版本图书馆 CIP 数据核字（2017）第 168634 号

| 人卫智网 | www.ipmph.com | 医学教育、学术、考试、健康,购书智慧智能综合服务平台 |
| 人卫官网 | www.pmph.com | 人卫官方资讯发布平台 |

流行病学实习教程
第 2 版

主　　编:张卫东

出版发行:人民卫生出版社 （中继线 010-59780011）

地　　址:北京市朝阳区潘家园南里 19 号

邮　　编:100021

E - mail:pmph @ pmph.com

购书热线:010-59787592　010-59787584　010-65264830

印　　刷:三河市尚艺印装有限公司

经　　销:新华书店

开　　本:787×1092　1/16　印张:13

字　　数:273 千字

版　　次:2000 年 5 月第 1 版　2017 年 8 月第 2 版
　　　　　2024 年 8 月第 2 版第10次印刷（总第15次印刷）

标准书号:ISBN 978-7-117-24826-6/R·24827

定　　价:32.00 元

打击盗版举报电话:010-59787491　E-mail:WQ @ pmph.com

（凡属印装质量问题请与本社市场营销中心联系退换）

前　言

　　本书是《流行病学》第 8 版的配套教材。 2007 年出版的《流行病学实习教程》转眼已有 10 年时间,为了适应形势的发展,在 2016 年召开的《流行病学》第 8 版教材编写会上,编委会一致同意对《流行病学实习教程》进行修订,编写《流行病学实习教程》第 2 版,与第 8 版教程配套使用。

　　本配套教材的编写紧紧围绕流行病学的学科性质、研究对象、知识技术体系、实践特点,密切与理论课教材相匹配,在保持《流行病学实习教程》第 1 版框架和内容的基础上,增加了"突发公共卫生事件处置中的重要个人防护技术""循证医学和系统综述""Epidata 应用"等章节,由于篇幅所限删除了"精神卫生量表应用""流行病学常用数据分析软件"及部分案例。 除保留少数经典案例外,多数章节对案例进行了更新。

　　为满足不同院校的需要,本书尽量做到系统全面,总学时较多,各院校在教学中可以根据自身需要和教学安排进行取舍。

　　《流行病学实习教程》第 2 版的编委基本与《流行病学》第 8 版编委相对应,保证了实习教程与理论课的一致性。

　　编委会同时编写了《流行病学实习教程教师用书》第 2 版,以内部材料的形式印制发行,仅供教师在教学过程中参考。 读者可与郑州大学公共卫生学院流行病学教研室(sychen@ zzu. edu. cn 或 0371-67781453)联系。

　　本书在编写过程中,虽然经各位主编、副主编和编委的认真审阅和把关,但仍难免有不妥之处甚或错误,敬请使用本教程的师生多提宝贵意见和建议,编者表示诚挚的感谢。

张卫东

2017 年 4 月 13 日

目 录

疾病频率测量

【目的】 掌握流行病学常用的疾病频率测量指标的概念、应用条件、计算方法和意义。

【时间】 3 学时

一、流行病学研究中常用的疾病频率测量指标概括

1. 发病频率测量指标 发病率(incidence)、罹患率(attack rate)、续发率(secondary attack rate,SAR)。

2. 患病频率测量指标 患病率(prevalence rate)、感染率(prevalence of infection)。

3. 死亡频率测量指标 死亡率(mortality rate)、病死率(fatality rate)、生存率(survival rate)。

4. 疾病负担指标 潜在减寿年数(potential years of life lost,PYLL)、伤残调整寿命年(disability adjusted life year,DALY)。

请复习上述指标的概念和适用范围。

二、课题讨论

【课题一】 某地 2010 年年初人口为 2528 人,2010 年某病发病情况见图 1-1,期间无出生、迁入迁出或拒绝检查者。

问题 1:请分别计算 2010 年 1 月 1 日、2010 年 3 月 1 日和 2010 年 6 月 1 日的该病患病率。

问题 2:请计算 2010 年 1 月 1 日—2010 年 3 月 31 日该病的患病率。

问题 3:请计算 2010 年该病发病率。

【课题二】 2009 年 3 月,墨西哥某地暴发甲型 H1N1 流感疫情并迅速在全球范围内蔓延。福建省 2009 年 5 月 23 日发现首例甲型 H1N1 流感确诊病例,至 7 月 13 日,全省共报告 122 例,均为输入病例或与输入病例相关的本土病例,未出现感染来源不明的本土病例。表 1-1 是 2009 年福建省 122 例甲型 H1N1 流感确诊病例地区分布。

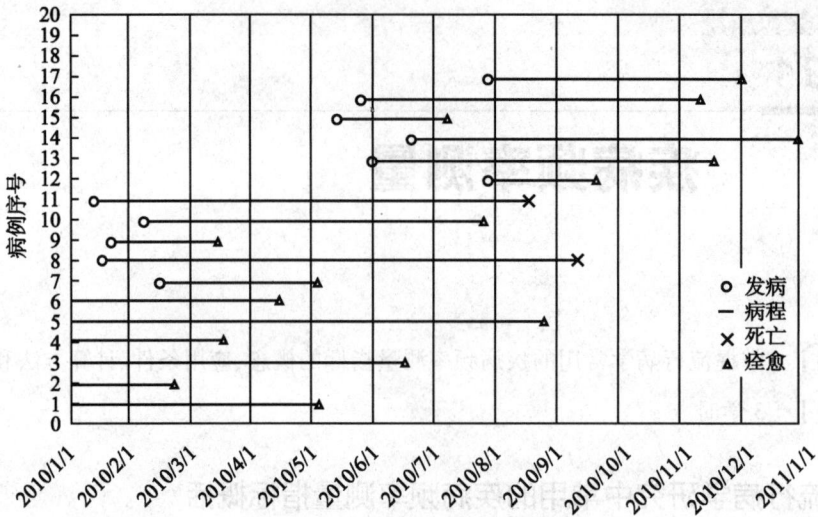

图 1-1　2010 年某地某病发生情况

表 1-1　2009 年福建省 122 例甲型 H1N1 流感确诊病例地区分布

地区	境外输入病例数	易感接触者人数	本土病例数	续发率（%）
福州	74	409	13	
厦门	25	138	1#	
泉州	5	28	1#	
莆田	3	17	0	
合计	107	591	15	

#病例为省外输入

　　问题：请计算不同地区 H1N1 流感的续发率。

　　【课题三】　根据《中国卫生和计划生育统计年鉴 2015》数据，我国 2014 年甲、乙类法定报告传染病发病数居前 10 位的有病毒性肝炎、肺结核、梅毒、细菌性和阿米巴性痢疾、淋病、布鲁菌病、猩红热、麻疹、登革热、艾滋病，死亡数居前 10 位的有艾滋病、肺结核、狂犬病、病毒性肝炎、人感染 H7N9 禽流感、流行性出血热、梅毒、流行性乙型脑炎、麻疹、疟疾，详见表 1-2。2014 年年中总人口 136 782 万人。

　　问题 1：请计算 2014 年我国甲乙类传染病居前 10 位疾病的发病率及死亡率，将结果填入表中相应栏内（结果保留两位小数/两位有效数字）。

　　问题 2：为什么死亡率排序与发病率排序有较大差异？

　　【课题四】　江西省于 2014 年对 4 种生态区域进行了肠道原虫检查，从 20815 人中共查出肠道寄生虫 20 种（包括 6 种线虫、5 种吸虫、8 种原虫及 1 种带绦虫），查出肠道寄生虫感染者

2080 例(表 1-3),推算江西省肠道寄生虫感染者约 429.6 万人。

表 1-2　我国 2014 年甲乙类法定报告传染病发病数及死亡数前 10 位统计

排序	疾病名称	发病人数	发病率 (/10 万)	疾病名称	死亡人数	死亡率 (/10 万)
1	病毒性肝炎	1223021		艾滋病	12030	
2	肺结核	889381		肺结核	2240	
3	梅毒	419091		狂犬病	854	
4	细菌性和阿米巴性痢疾	153585		病毒性肝炎	515	
5	淋病	95473		人感染 H7N9 禽流感	135	
6	布鲁菌病	57222		流行性出血热	79	
7	猩红热	54247		梅毒	69	
8	麻疹	52628		流行性乙型脑炎	29	
9	登革热	46864		麻疹	28	
10	艾滋病	45145		疟疾	24	

表 1-3　江西省 2014 年不同生态区域人群肠道寄生虫感染情况

生态区域	男性			女性			合计		
	检查人数	感染人数	感染率(%)	检查人数	感染人数	感染率(%)	检查人数	感染人数	感染率(%)
南岭	2332	232		2410	212		4742	444	
湘赣	2686	240		2003	355		4689	595	
长江中下游	2333	201		2386	249		4719	450	
浙闽	3231	292		3434	299		6665	591	
合计									

问题:请计算 2014 年江西省全省、不同区域、不同性别肠道寄生虫感染率。

【课题五】　研究者于 2006 年 1 月对某社区的老年人群(65~85 岁)进行健康体检,共体检 1828 人,其中 324 人被确诊为糖尿病。2007 年 1 月又对该人群进行了健康体检,其中 381 人被确诊为糖尿病。该人群在两次体检间隔内无死亡,糖尿病患者中无痊愈者。

问题 1:该社区老年人群 2006 年糖尿病患病率及发病率。

问题 2:患病率与发病率计算方法有何区别?

【课题六】　2014 年 4 月 10 日 21 时,S 市疾病预防控制中心接到报告,辖区某医院急诊科接诊 20 余名有恶心、呕吐、腹痛、腹泻等症状患者,均为 M 中学学生,疑似食物中毒事件。经调查 M 中学 2567 名住宿生发病前均在同一食堂用餐,其中 66 人在 2 天内发病,1 人死亡。

问题 1:请计算本次食物中毒的罹患率。

问题2：请计算本次食物中毒的病死率。

【课题七】　2005年，湖南省对辖区内的5个县(市)肾综合征出血热的传染源和发病情况进行监测。表1-4是监测点啮齿动物密度与带毒情况。

表1-4　监测点啮齿动物密度及带毒情况

监测点	布夹数	捕获数	捕获率(%)	感染数	带毒率(%)
宁乡县	3461	111		8	
湘潭县	1798	55		9	
双峰县	2927	93		4	
邵东县	1447	108		13	
沅江市	1867	111		3	
合　计					

问题：请计算不同监测点及合计的啮齿动物捕获率和带毒率，将结果填入表1-4对应的行或列中。

【课题八】　2006年甘肃省武威市全面启动了肿瘤登记工作，全年共发现各类恶性肿瘤(ICD10：C00-C96)新发病例数2392例(男性1558例，女性834例)，登记覆盖人口990192人(男性511571人，女性478621人)。表1-5为该市全部恶性肿瘤性别、年龄别发病率和2010年我国普查人口数。

表1-5　2006年武威市恶性肿瘤发病率性别、年龄别发病率及2010年全国人口普查人口数

年龄(岁)	2006年武威市恶性肿瘤发病率(1/10万)			2010年全国人口数		
	合计	男性	女性	合计	男性	女性
0-	6.22	5.24	7.66	75532610	41062566	34470044
5-	5.01	3.68	6.60	70881549	38464665	32416884
10-	5.30	8.49	1.84	74908462	40267277	34641185
15-	12.53	24.43	0.00	99889114	51904830	47984284
20-	25.69	33.29	18.82	127412518	64008573	63403945
25-	16.39	12.27	20.53	101013852	50837038	50176814
30-	40.46	39.87	41.04	97138203	49521822	47616381
35-	116.83	112.93	120.70	118025959	60391104	57634855
40-	333.02	309.09	359.35	124753964	63608678	61145286
45-	229.77	197.77	264.47	105594553	53776418	51818135
50-	804.86	1023.17	579.00	78753171	40363234	38389937
55-	847.94	1146.42	529.90	81312474	41082938	40229536
60-	1309.82	1852.41	745.01	58667282	29834426	28832856

续表

年龄(岁)	2006 年武威市恶性肿瘤发病率(1/10 万)			2010 年全国人口数		
	合计	男性	女性	合计	男性	女性
65-	1324.64	1868.54	785.51	41113282	20748471	20364811
70-	2651.25	3773.91	1508.51	32972397	16403453	16568944
75-	1614.78	2556.92	761.42	23852133	11278859	12573274
80-	1183.43	1782.82	680.27	13373198	5917502	7455696
85+	1164.02	421.94	1910.83	7616148	2857250	4758898
总　计				1332810869	682329104	650481765

问题 1:请计算 2006 年武威市恶性肿瘤的发病率。

问题 2:根据我国 2010 年普查人口构成,计算全人群及不同性别恶性肿瘤标化发病率。

问题 3:对上述两个指标的含义和适用情况进行讨论。

【课题九】　某市 2010 年 20~59 岁职业人群各年龄组期望寿命及因心脑血管疾病与恶性肿瘤死亡人数见表 1-6。

表 1-6　某市 2010 年 20~59 岁职业人群期望寿命、心脑血管与恶性肿瘤死亡人数

年龄(岁)	期望寿命	心脑血管疾病死亡人数	恶性肿瘤死亡人数	潜在减寿年数	
				恶性肿瘤	心脑血管疾病
20-	61.76	17	8		
25-	56.82	32	11		
30-	51.89	32	22		
35-	46.98	86	28		
40-	42.09	186	79		
45-	37.25	208	86		
50-	32.49	326	168		
55-59	27.85	363	195		
小计		1250	597		

问题 1:请计算该市职业人群因恶性肿痛与心脑血管疾病所致潜在减寿年数,并填写在表 1-6。

问题 2:这两种疾病中,哪种对该市职业人群的健康威胁更大?

思考题

1. 发病率、患病率的定义有何不同?两者有何关系?有何不同用途?

2. 比较两个不同人群的发病率或死亡率时应注意什么问题?怎样比较?

3. 标准化法的目的是什么?常见的方法有几种?

（吉兆华　闫永平）

实习2

疾病的分布

【目的】 熟悉疾病在人群中的分布形式及其特点,掌握疾病按人群、地区及时间分布的流行病学描述方法。

【时间】 4~6学时

一、疾病的人群分布

(一)年龄

【课题一】 2013年山东省居民高血压患病率、知晓率、治疗率和控制率年龄分布如表2-1。

表2-1 2013年山东省≥18岁人群高血压患病率及高血压
患者知晓率、治疗率和控制率(%)

年龄组 (岁)	患病率 (95%CI)	知晓率 (95%CI)	治疗率 (95%CI)	控制率 (95%CI)
18~	9.3(7.0~11.7)	8.9(5.5~12.2)	3.9(1.1~6.7)	0.7(0.0~1.8)
30~	17.2(14.9~19.5)	24.7(20.6~28.9)	12.1(8.7~15.4)	3.3(1.5~5.2)
40~	29.0(25.5~32.5)	34.2(28.9~39.5)	22.4(17.1~27.7)	6.9(4.2~9.7)
50~	46.7(42.4~50.9)	45.3(40.4~50.2)	33.2(28.3~38.1)	9.5(6.4~12.6)
60~69	57.8(54.2~61.4)	48.2(41.6~54.9)	39.0(32.3~45.7)	8.7(5.5~11.8)

问题:试分析2013年山东省居民高血压患病率、知晓率、治疗率和控制率年龄分布特点及其可能原因。

【课题二】 婴儿与育龄期女性麻疹抗体分布状况见表2-2。

问题:试分析婴儿及育龄期女性麻疹抗体分布特点及其原因,根据分布特点可以提出哪些合理化的预防建议。

【课题三】 有研究者分析了1990—2010年中国城市和农村居民传染病年龄别死亡率,见图2-1,图2-2。

问题:比较上述不同分析方法显示结果的异同。

表 2-2 婴儿与育龄期女性麻疹抗体分布状况

组别	监测数（例）	IgG 抗体 GMC（IU/L）	阳性率（%）（GMC≥200IU/L）	保护率（%）（GMC≥800IU/L）
婴儿月龄				
0～	94	370.43	81.91	39.36
1～	62	259.6	67.74	35.48
2～	66	148.34	56.06	10.61
3～	60	111.83	38.33	10.00
4～	55	53.68	29.09	3.64
5～	58	35.3	15.52	6.90
6～	62	24.37	16.13	4.84
7～	60	17.41	11.67	6.67
婴儿性别				
男性	331	106.22	41.09	15.11
女性	186	77.75	45.70	18.82
合计	517	86.99	42.75	16.44
育龄期女性年龄（岁）				
18～28	124	589.92	91.13	45.16
29～35	125	816.65	97.60	55.20
合计	249	694.54	94.38	50.20

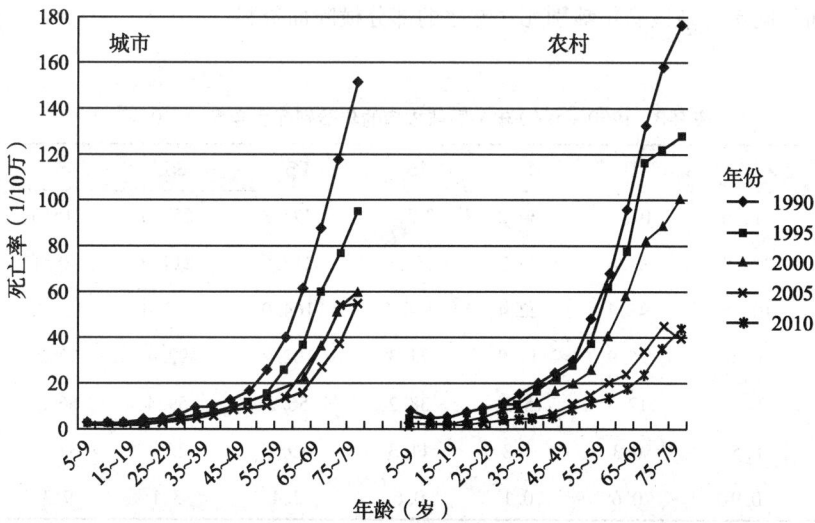

图 2-1 1990—2010 年中国城市和农村居民不同年份传染病年龄别死亡率

（Zhi Li, 2016）

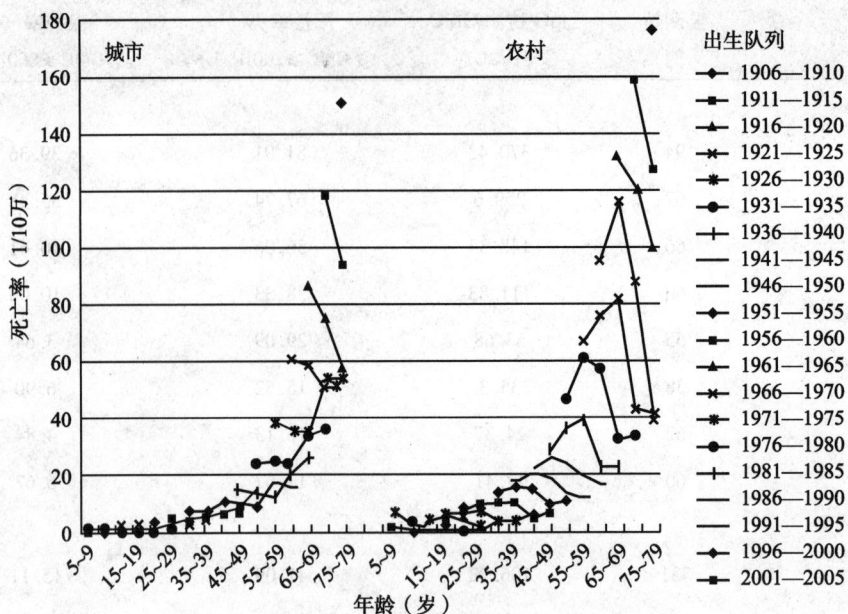

图 2-2 1990—2010 年中国城市和农村居民不同出生队列传染病年龄别死亡率

(Zhi Li,2016)

【课题四】 1900—1960 年美国结核病死亡率出生队列分析。

研究者收集了 1900—1960 年美国结核病的死亡率资料,发现这 60 年间美国结核病的死亡率由 194.1/10 万下降至 6.1/10 万,因结核病而死亡的年龄分布也在不断地变化,表 2-3 和图 2-3 为这 60 年间不同年份结核病年龄别死亡专率的部分横断面资料。

表 2-3 1900—1960 年美国结核病的年龄别死亡专率(1/10 万)

年份	<1	1~	5~	15~	25~	35~	45~	55~64
1900	311.6	101.8	36.2	205.7	294.3	253.6	215.6	223.0
1910	212.9	84.6	29.7	152.0	217.6	214.9	188.1	192.9
1920	106.5	45.4	22.4	136.1	164.9	147.4	137.2	141.3
1930	51.6	25.9	11.9	77.3	102.8	92.4	93.2	97.0
1940	24.6	12.3	5.5	38.2	56.3	59.4	66.3	76.1
1950	8.5	6.3	1.8	11.3	19.1	26.1	35.9	47.7
1960	0.9	0.6	0.1	0.6	2.4	5.1	9.3	15.5

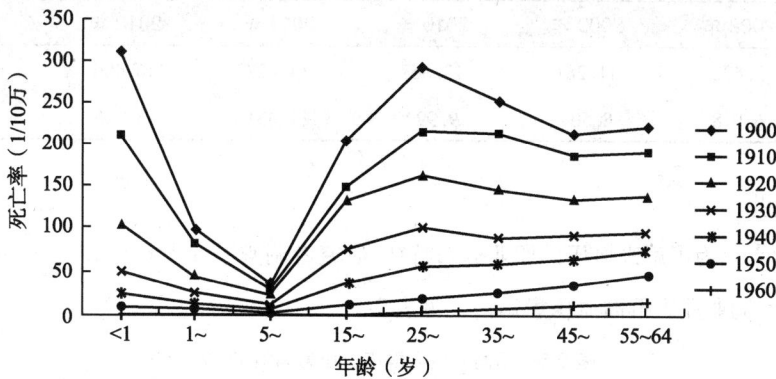

图 2-3　1900—1960 年间部分年份美国结核病年龄别死亡专率

(Doege TC,1965)

从表 2-3 和图 2-3 可以看出,从 1900—1960 年各年龄组结核病死亡率均明显下降,在年龄分布类型上也有明显变化,婴幼儿死亡率高峰仍然保持,但第二个年龄高峰则有逐渐后移的趋势。图 2-3 的年龄别死亡专率曲线是横断面年龄曲线,每条曲线是按照各年龄组结核病的死亡率连接起来的,包括了不同出生队列的死亡经历。由于结核病死亡率近 60 年来存在着不断下降的变动趋势,年龄曲线的类型就很可能受这种长期趋势的影响。

问题 1:根据表 2-3 所给的部分资料,绘出 1900,1910,1920,1930,1940,1950 及 1960 年结核病死亡率的横断面年龄别死亡率曲线,然后再绘出 1860,1870,1880,1890,1900,1910,1920,1930,1940 及 1950 年出生者的出生队列年龄别死亡曲线,比较出生队列年龄曲线和横断面年龄曲线所表示的年龄分布类型有何区别,并说明这些差别产生的可能原因。

问题 2:假如结核病死亡率并不存在任何长期变异趋势,则横断面年龄曲线及出生队列的年龄曲线形状又如何?

问题 3:出生队列分析主要用于哪些疾病?进行此种分析需要哪些必要的资料和条件?

问题 4:综合上述课题结果,试述横断面分析和出生队列分析结果和应用的异同。

（二）性别

【课题五】　中国人红绿色盲发病率男性为 7.0%,女性 0.5%,血友病的发病率男女差别更大,男性 1.0%,女性 1/千万。

问题:色盲、血友病男女发病率差别的原因是什么?

【课题六】　中国大陆地区 2008—2013 年丙型肝炎发病率分析见表 2-4。

问题:试分析男性丙型肝炎发病率高于女性的可能原因。

表 2-4　中国大陆地区 2008—2013 年丙型肝炎发病率(1/10 万)

性别	2008 年	2009 年	2010 年	2011 年	2012 年	2013 年
男性	9.422	11.281	12.867	14.427	16.406	16.133
女性	6.918	8.504	9.992	11.431	13.448	13.816

（三）职业

【课题七】　为了解高血压的职业分布特征,研究者调查了 8 个省份 21 个职业场所 17 517 名在职人员,不同职业人群高血压患病情况见表 2-5。

表 2-5　不同职业人群高血压患病情况(%)

职业*	高血压		正常高值血压		两者合计	
	患病率	标化率	患病率	标化率	患病率	标化率
行政管理人员	24.5	20.0	44.0	45.2	68.5	65.2
专业技术人员	18.1	18.4	45.9	45.8	64.0	64.2
普通办事人员	20.9	22.6	41.9	36.9	62.8	59.4
营销服务人员	24.2	40.9	41.4	40.9	65.6	62.8
工人	30.0	28.4	42.8	43.7	72.8	72.1
其他	29.0	19.3	45.0	47.8	74.0	67.0

注:标化患病率比较 * $P<0.001$

问题:试分析不同职业人群高血压患病率的差别。

（四）其他

婚姻状况、经济状况、行为生活方式等都可能与疾病的分布有关。

【课题八】　儿童肥胖是公共卫生领域的重要问题之一,其发生受到遗传、饮食行为、身体活动水平、静态生活方式、社会经济文化等多种因素的影响。有研究者分析了家庭社会经济地位(Green 评分)与儿童超重肥胖的关系,如表 2-6。

表 2-6　不同家庭社会经济地位 Green 评分的儿童超重率和肥胖率[%(名)]

Green 评分	人数	合计		男		女	
		超重率	肥胖率	超重率	肥胖率	超重率	肥胖率
低水平	7295	7.4(538)	4.4(321)	8.8(343)	5.3(206)	5.8(195)	3.4(115)
中水平	6013	9.3(560)	6.4(387)	11.0(362)	7.9(259)	7.3(198)	4.7(128)
高水平	6626	12.6(832)	10.2(677)	14.4(506)	13.1(460)	10.5(326)	7.0(217)
合计	19934	9.7(1930)	6.9(1385)	11.3(1211)	8.6(925)	7.8(719)	5.0(460)
χ^2 值		133.82	180.27	81.07	141.71	56.72	44.61
P 值		<0.01	<0.01	<0.01	<0.01	<0.01	<0.01

问题:请分析家庭社会经济地位对儿童超重和肥胖的影响。

二、疾病的地区分布

【课题九】　全球不同地区成年人糖尿病患病资料见表 2-7。

表 2-7　糖尿病患者的患病率和数量（18 岁以上的成年人）

地区	患病率（%）		数量（百万）	
	1980 年	2014 年	1980 年	2014 年
非洲地区	3.1	7.1	4	25
美洲地区	5.0	8.3	18	62
地中海东部地区	5.9	13.7	6	43
欧洲地区	5.3	7.3	33	64
东南亚地区	4.1	8.6	17	96
西太平洋地区	4.4	8.4	29	131
全部地区[a]	4.7	8.5	108	422

a. 全部地区包括非世界卫生组织成员国家

问题：试结合时间特征分析不同区域之间成人糖尿病患病的差别及其可能原因。

【课题十】　表 2-8～表 2-9 与图 2-4 显示了世界范围内 2015 年及预测的 2050 年部分国家 15 岁以下、15～64 岁和 65 岁及以上三个年龄段人口数及所占比例。

问题：试分析各国 65 岁及以上老年人口地区分布特征。

表 2-8　2015 年部分国家各年龄段人口数及所占比例

国家	15 岁以下人数（千人）	比例（%）	15~24 岁人数（千人）	比例（%）	25~64 岁人数（千人）	比例（%）	65 岁及以上人数（千人）	比例（%）	总人口数（千人）
日本	16 624	13.0	12 119	9.5	65 941	51.5	33 301	26.0	127 985
瑞典	1 689	17.3	1 204	12.3	4 958	50.8	1 915	19.6	9 766
法国	11 829	18.3	7 547	11.7	32 908	51.1	12 169	18.9	64 453
英国	11 562	17.5	8 079	12.3	34 381	52.2	11 838	18.0	65 860
美国	61 685	19.2	44 498	13.9	167 710	52.3	46 986	14.6	320 879
巴西	45 844	22.4	34 326	16.8	107 917	52.8	16 384	8.0	204 471
印度	372 623	28.4	242 350	18.5	621 619	47.5	73 560	5.6	1 310 152
阿富汗	15 444	44.9	7 278	21.1	10 839	31.5	853	2.5	34 414
乌干达	18 343	48.0	7 837	20.5	11 325	29.6	720	1.9	38 225
阿联酋	1 312	14.2	988	10.7	6 876	74.2	86	0.9	9 262

（World Population Prospects，United Nations，2019）

表 2-9 预测 2050 年部分国家各年龄段人口数及所占比例

国家	15岁以下人数(千人)	比例(%)	15~24岁人数(千人)	比例(%)	25~64岁人数(千人)	比例(%)	65岁及以上人数(千人)	比例(%)	总人口数(千人)
日本	12 264	11.6	8 553	8.1	45 105	42.6	39 882	37.7	105 804
瑞典	1 834	16.0	1 247	11.0	5 509	48.4	2 800	24.6	11 390
法国	10 643	15.7	7 138	10.6	30 997	45.9	18 810	27.8	67 588
英国	11 564	15.7	7 939	10.7	35 804	48.3	18 775	25.3	74 082
美国	62 846	16.5	44 327	11.7	187 432	49.4	84 813	22.4	379 418
巴西	33 142	14.5	24 784	10.8	119 028	52.0	52 026	22.7	228 980
印度	302 536	18.4	222 462	13.6	888 751	54.2	225 428	13.8	1 639 177
阿富汗	17 220	26.7	11 412	17.6	32 544	50.3	3 506	5.4	64 682
乌干达	27 980	31.3	17 124	19.1	40 739	45.6	3 604	4.0	89 447
阿联酋	1 566	15.0	1 248	12.0	5 933	56.9	1 679	16.1	10 426

(World Population Prospects, United Nations, 2019)

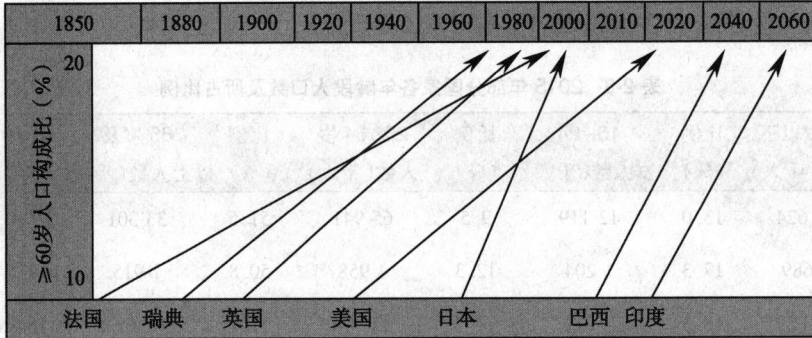

图 2-4 60 岁及以上老年人口所占比例从 10% 攀升到
20% 所需的时间或预计所需的时间

(World report on ageing and health, WHO, 2016)

【课题十一】 中国既往地方性甲状腺肿的分布大致趋势是:内地多于沿海,山区多于平原,农村多于城市。江苏、浙江、广东省为无病区;发病较为严重的省区有:河北、山西、内蒙古、辽宁、河南、安徽、陕西、新疆、云南、贵州、西藏;其余省区发病较轻。下述资料供思考。(表 2-10、表 2-11、表 2-12)

表 2-10　不同海拔高度空气中含碘量*

海拔高度（米）	含碘量（%）
0	100.0
500	31.1
1000	17.5
2000	4.0
4000	2.1
5000	0.7

注：*以海平面空气中碘含量为100

表 2-11　不同土质中含碘量

土质	含碘量（%）
沙土	1.0
灰化土	1.0~3.5
黑土	7.0
栗色土	6.0

表 2-12　食盐中含碘量

产地	平均碘含量（mg/kg）	说明
四川富平	1.8546	吃这种盐的人地方性甲状腺肿患病率0.34%~3.69%
青海	0.0073	吃这种盐的人地方性甲状腺肿患病率6.36%~29.39%
内蒙古	0.0220	同上

问题：根据表 2-12 请分析地方性甲状腺肿的流行与环境中碘含量是否有关。

三、疾病的时间分布

（一）长期趋势

【课题十二】　2015 年全美癌症统计报告显示 1975—2011 年美国癌症发病和死亡变化趋势，见图 2-5，图 2-6。

问题：　美国 1975—2011 年癌症发病和死亡趋势如何？影响这种趋势的可能因素有哪些？

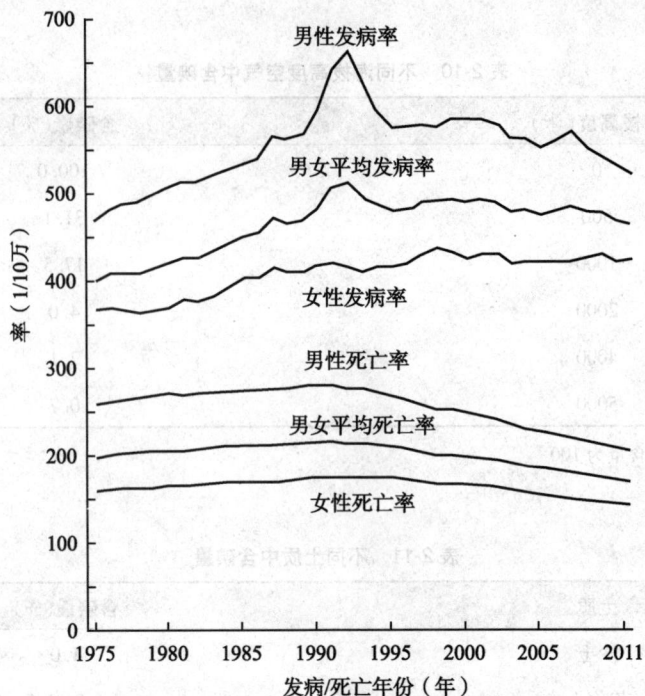

图 2-5 美国 1975—2011 年癌症发病与死亡趋势

（Cancer Statistics，2015；美国癌症学会）

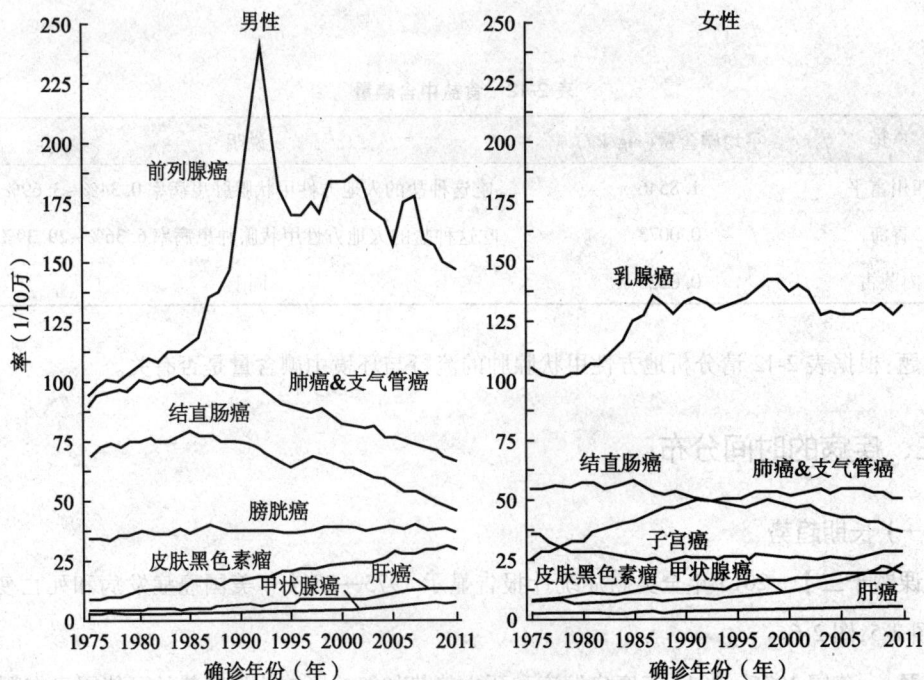

图 2-6 1975—2011 年美国男女性主要癌症发病趋势

（Cancer Statistics，2015；美国癌症学会）

【课题十三】　婴儿死亡率是衡量一个国家或地区居民健康和卫生保健事业发展水平的重要指标。1996—2013 年中国 5 岁以下儿童死亡率监测数据如表 2-13。

表 2-13　1996—2013 年中国监测地区婴儿死亡率和早产或低出生体重儿死亡率

年份	婴儿死亡率(‰)	早产或低出生体重婴儿死亡率(/10 万)	早产或低出生体重儿死亡占比(%)
1996	36.0	629.9	17.5
1997	33.1	560.4	16.9
1998	33.2	643.5	19.4
1999	33.3	540.6	16.2
2000	32.2	659.5	20.5
2001	30.0	550.5	18.3
2002	29.2	570.1	19.5
2003	25.5	494.6	19.4
2004	21.5	480.7	22.4
2005	19.0	414.6	21.9
2006	17.2	343.3	20.0
2007	15.3	362.9	23.7
2008	14.9	321.3	21.6
2009	13.8	302.0	21.9
2010	13.1	288.7	22.0
2011	12.1	255.3	21.1
2012	10.3	237.9	23.0
2013	9.5	214.6	22.6
增减幅度(%)[a]	−7.54	−6.14	1.52
$\chi^2_{趋势}$ 值	13707.6	1770.9	115.09
P 值	< 0.001	< 0.001	< 0.001

注:[a] 为 1996—2013 年指标的年平均变化率(负号表示减少)

问题:分析婴儿死亡率变化趋势及可能的原因。

（二）季节性

【课题十四】　手足口病是一种由肠道病毒引起的急性传染病,多发生于<5 岁儿童,主要症状有发热及手足、口腔部位的皮疹、溃疡,少数患者可发生严重的并发症,甚至引起死亡。2008 年中国将手足口病纳入法定传染病管理。表 2-14 显示了中国大陆地区 2008—2010 年不同月份手足口病报告发病季节分布。

表2-14   中国大陆地区2008—2010年不同月份手足口病报告发病数

月份	2008年	2009年	2010年	合计
1月	1600	7512	37356	46468
2月	376	8227	23057	31660
3月	1430	63917	82631	147978
4月	13037	209645	254499	477181
5月	176008	167792	353104	696904
6月	101529	177453	338524	617506
7月	67622	157073	249533	474228
8月	27967	97041	112341	237349
9月	23751	85164	100584	209499
10月	28347	75533	88278	192158
11月	31602	60424	76042	168068
12月	15686	45744	58720	120150

问题:试绘制手足口病流行曲线图,并分析其季节分布特点及原因。

【课题十五】 2005—2013年中国流感疫情的时间分布见图2-7。

问题:请分析中国2005—2013年流感的时间分布特征。

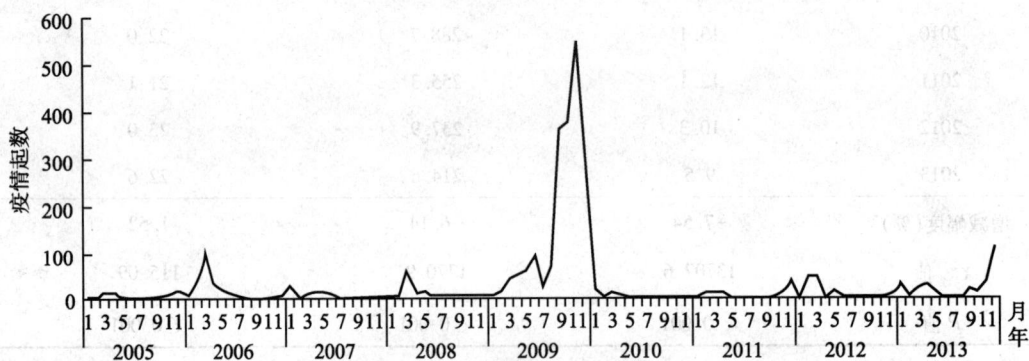

图2-7 2005—2013年中国流感的时间分布

(李明,2015)

(三)短期波动

【课题十六】 2005年四川省人感染猪链球菌病的时间分布见图2-8。

问题:请分析四川省人感染猪链球菌病的时间分布特征。

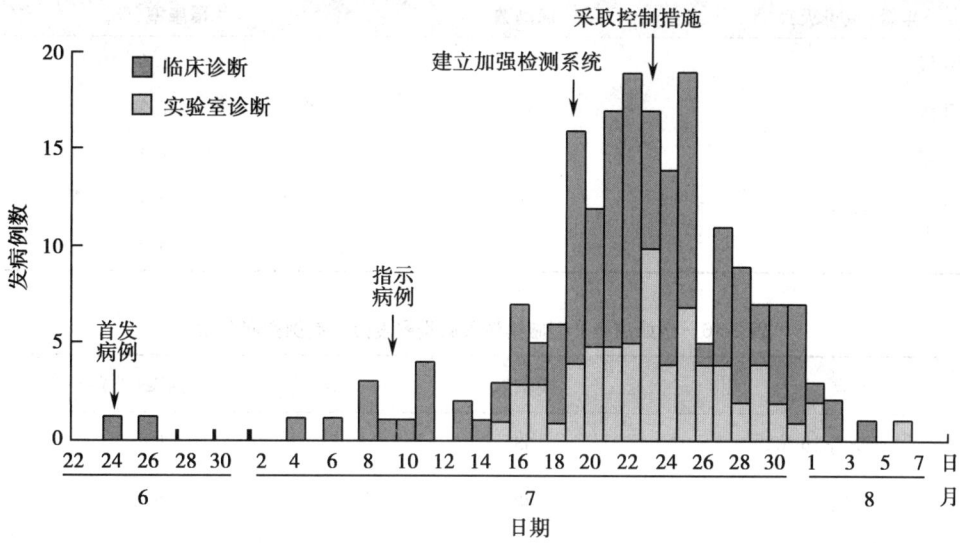

图 2-8　2005 年四川省 204 例人感染猪链球菌病的发病曲线

（杨维中，2006）

四、疾病的人群、地区、时间分布的综合描述

【课题十七】　一起小学诺如病毒Ⅱ型感染致胃肠炎暴发调查结果见图 2-9,表 2-15、表 2-16。

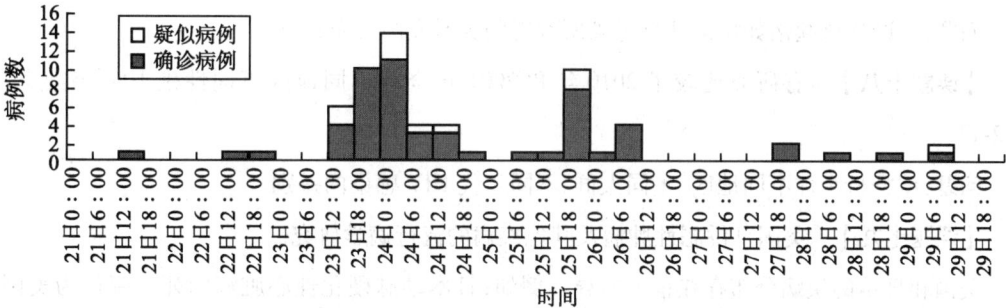

图 2-9　诺如病毒Ⅱ型感染致胃肠炎暴发疫情时间分布

表 2-15　诺如病毒Ⅱ型感染致胃肠炎暴发疫情班级分布

年级（或班级）	病例数	罹患率（%）
一年级	48	16.0
一(3)班	33	66.0
一(4)班	9	19.0
一(2)班	5	10.0
一(5)班	1	2.0

续表

年级(或班级)	病例数	罹患率(%)
四年级	5	1.6
二年级	4	1.5
三年级	4	1.2
五年级	2	0.7
六年级	2	0.7

表 2-16 诺如病毒Ⅱ型感染致胃肠炎暴发疫情病例空间分布

地点	病例数	罹患率(%)
1号教学楼	58	5.6
一层	48	16.0
二层	4	1.5
四层	2	1.3
三层	4	1.2
2号教学楼	5	1.1
3号教学楼	2	0.7

问题： 试述该起诺如病毒Ⅱ型感染所致胃肠炎暴发的分布特点。

【课题十八】 有研究比较了 2010 年和 2001 年全球不同地区不同性别 HIV 感染率,见表 2-17。

问题:试分析全球不同地区、不同人群、不同年代 HIV 感染的差别。

【课题十九】 美国日侨恶性肿瘤及其他疾病的流行病学研究。

美国和日本的疾病分布存在很大差异。例如,日本动脉硬化性心脏病的死亡率仅为美国的四分之一,但脑血管意外死亡率却是美国的 2~3 倍;日本胃癌的死亡率是美国的五倍多,但结肠癌的死亡率却为美国的五分之一。为探讨产生这些差异的原因,从而阐明环境因素和遗传因素在这些疾病发生过程中的作用,Haenszel 等(1963)研究了 1890—1924 年间移居美国的日侨 1959—1962 年恶性肿瘤和心血管疾病的死亡率,并与日本本土居民和美国白人相应的死亡率进行了比较,结果见表 2-18。

表2-17　2001年和2010年艾滋病的地理区域统计结果

地区	年份	艾滋病毒在成人中的感染率	艾滋病毒在15~24岁人群中的感染率（%）男	艾滋病毒在15~24岁人群中的感染率（%）女
非洲南撒哈拉地区	2010	5.0 [4.7~5.2]	1.4 [1.1~1.8]	3.3 [2.7~4.2]
非洲南撒哈拉地区	2001	5.9 [5.6~6.4]	2.0 [1.6~2.7]	5.2 [4.3~6.8]
中东和北非	2010	0.2 [0.2~0.3]	0.1 [0.1~0.2]	0.2 [0.1~0.2]
中东和北非	2001	0.2 [0.1~0.3]	0.1 [0.1~0.2]	0.1 [0.1~0.2]
南亚和东南亚	2010	0.3 [0.3~0.3]	0.1 [0.1~0.2]	<0.1 [<0.1~0.1]
南亚和东南亚	2001	0.3 [0.3~0.4]	0.2 [0.2~0.2]	0.2 [0.2~0.2]
东亚	2010	0.1 [0.1~0.1]	<0.1 [<0.1~<0.1]	<0.1 [<0.1~0.1]
东亚	2001	<0.1 [<0.1~0.1]	<0.1 [<0.1~<0.1]	<0.1 [<0.1~<0.1]
大洋洲	2010	0.3 [0.2~0.3]	0.1 [0.1~0.1]	0.2 [0.1~0.2]
大洋洲	2001	0.2 [0.2~0.3]	0.1 [0.1~0.2]	0.2 [0.2~0.3]
拉丁美洲	2010	0.4 [0.3~0.5]	0.2 [0.1~0.4]	0.2 [0.1~0.2]
拉丁美洲	2001	0.4 [0.3~0.5]	0.2 [0.1~0.6]	0.1 [0.1~0.2]
加勒比海地区	2010	0.9 [0.8~1.0]	0.2 [0.2~0.5]	0.5 [0.3~0.7]
加勒比海地区	2001	1.0 [0.9~1.2]	0.4 [0.2~0.8]	0.8 [0.6~1.1]
东欧和中亚	2010	0.9 [0.8~1.1]	0.6 [0.5~0.8]	0.5 [0.4~0.7]
东欧和中亚	2001	0.3 [0.2~0.3]	0.3 [0.2~0.3]	0.2 [0.1~0.2]
西欧和中欧	2010	0.2 [0.2~0.2]	0.1 [0.1~0.1]	0.1 [<0.1~0.1]
西欧和中欧	2001	0.2 [0.2~0.2]	0.1 [0.1~0.1]	0.1 [0.1~0.1]
北美洲	2010	0.6 [0.5~0.9]	0.3 [0.2~0.6]	0.2 [0.1~0.4]
北美洲	2001	0.5 [0.4~0.7]	0.3 [0.2~0.4]	0.2 [0.1~0.3]
总计	2010	0.8 [0.8~0.8]	0.3 [0.3~0.3]	0.6 [0.5~0.6]
总计	2001	0.8 [0.7~0.8]	0.4 [0.4~0.4]	0.8 [0.7~0.8]

表 2-18　1959—1962 年日本本土居民，美籍日侨及美国白人几种疾病死亡率比较

（以日本本土居民为 100）

疾病	男性				女性			
	日本居民	美籍日侨		美国白人	日本居民	美籍日侨		美国白人
		非美国出生	美国出生			非美国出生	美国出生	
全部恶性肿瘤	100	128	78	104	100	91	67	113
食管癌	100	132	51	47	—	—	—	—
胃癌	100	73	38	17	100	55	48	18
肠癌	100	374	288	489	100	218	209	483
直肠癌	100	135	129	140	100	79	53	118
胰腺癌	100	475	167	274	100	349	104	270
肺及支气管癌	100	306	166	316	100	198	129	131
乳腺癌	—	—	—	—	100	166	136	591
宫颈癌	—	—	—	—	100	52	33	48
其他子宫癌	—	—	—	—	100	209	36	330
卵巢癌	—	—	—	—	100	337	102	535
淋巴肉瘤	100	449	130	336	100	262	200	405
白血病	100	314	146	265	100	167	101	237
心血管疾病								
脑血管意外	100	32	24	37	100	40	43	48
冠心病	100	226	165	481	100	196	38	348
高血压病	100	142	128	127	100	218	267	163

问题 1：本例是如何将人群、地区和时间三个因素结合起来研究疾病分布的？其中包括哪些对比？

问题 2：移民研究是怎样评价环境因素和遗传因素对疾病发生的相对作用的？请根据表中给的资料提出一些具体看法。

问题 3：对不同地区或人群的疾病发生率进行比较时应注意哪些问题？怎样进行比较？

【课题二十】　鼻咽癌与乳腺癌不同地区发病率分析。

许多癌症都有在某些地区多发而在其他地区发病率低的特点，例如鼻咽癌在中国发病率较高，而乳腺癌则在一些发达国家发病率特别高。

1. 鼻咽癌发病率的流行病学研究　中国华南地区是全世界鼻咽癌最高发的地区，据全世界肿瘤登记的材料，世界各国的中国移民鼻咽癌的发病率均高于迁入国的本地人，具体数据如表 2-19。

表 2-19　1997 年中国移民与迁入国其他居民鼻咽癌发病率的比较(1/10 万)

国家	人群	发病率	
		男	女
美国洛杉矶	中国人	9.8	2.8
	白人	0.5	0.2
	黑人	1.0	0.2
	菲律宾人	3.8	0.3
	日本人	0.2	0.3
	越南人	0.2	0.2
新加坡	中国人	18.5	7.3
	马来西亚人	6.5	2.0
	印度人	0.5	0.5

鼻咽癌在中国的分布同样具有明显的地域特点,移居不同地区的居民仍保持着原居住地居民鼻咽癌的发病倾向性,迁居上海虹口区的广东籍人比当地人的死亡率高:前者为 7.1/10 万,后者为 2.7/10 万,差异具有显著性。而居住在广州市东山区超过五年十岁以上的非广东人比广东籍人的死亡率为低:前者为 3.64/10 万,后者为 10.9/10 万。

2. 各国移民乳腺癌发病率对比分析　生活在上海的中国妇女乳腺癌发病率是生活在香港的中国妇女乳腺癌发病率的三分之二,比生活在发达国家的中国妇女发病率更低,其他国家如日本、新加坡情况亦如此,具体数据如表 2-20。

表 2-20　1988—1992 年中国及日本妇女在不同地区乳腺癌发病率(1/10 万)

人种	居住城市	观察例数	发病率
中国人	中国上海	6084	26.5
	中国香港	5392	34.0
	美国洛杉矶	266	36.8
	美国旧金山	459	55.2
	美国夏威夷	159	57.6
日本人	日本大阪	7544	24.3
	日本九州岛	2440	31.1
	美国洛杉矶	319	63.0
	美国旧金山	138	68.4
	美国夏威夷	903	72.9

问题1：从表2-19资料你得到了哪些有关鼻咽癌病因学方面的启示？需进行哪些更深入的研究？

问题2：对于表2-20的研究你认为在资料收集方面是否有欠缺，若有欠缺还需要补充哪些资料。

(冯永亮　王素萍)

现况研究

【目的】 学习现况研究设计基本内容,了解其设计原理、常用的抽样方法、用途和优缺点。

【时间】 3~6 学时

一、现况研究的基本原理

现况研究(prevalence study)是常用的描述性流行病学(descriptive epidemiology)研究方法之一。当某种疾病、健康状态或卫生事件的流行情况不明,或为了初步了解有关影响因素时,通常从现况研究开始,描述相关事件的基本分布特征,形成假设,为进行分析性研究提供病因线索。

【课题一】 为调查某社区疾病的患病情况,拟选择 500 人作为研究对象。此时,可以考虑的样本选择方式有:①选某住宅区居民 500 人;②选就读该社区小学的儿童的家长 500 名;③招募志愿者 500 人;④社区内拦截调查 500 人;⑤从该社区全体居民中随机抽出 500 人。

问题 1:上述几种样本选择方式,你认为哪一种较为合适?

问题 2:如果采用单纯随机抽样方法,将如何获取这 500 名研究对象?

问题 3:除了单纯随机抽样,你还可以采取哪些随机抽样的方法?

问题 4:不同的随机抽样方法有各自的适用范围,在运用时,应注意哪些方面?

【课题二】 为了解某社区 40 岁以上女性居民高血压患病情况,该社区于 2013 年 4—5 月组织医务人员对社区内≥40 岁妇女进行调查,按照统一的方法测量血压并收集相关的危险因素数据。该社区部分女性居民 2013 年高血压患病情况如下:

问题 1:本次调查的目的是什么? 这是一种什么类型的流行病学调查?

问题 2:为实现该研究目的,你会采用普查还是抽样调查?

问题 3:本次调查中有关女性高血压分布情况,你会选择什么指标? 为什么选择该指标?

问题 4:结合本例,讨论现况研究的优缺点。

问题 5:该方法可能存在哪些偏倚?

【课题三】 为了解北京市儿童心血管代谢异常情况,某研究者采用分层整群抽样方法,依据北京市行政区划,按城、乡分层,随机抽取 4 个城区(西城、东城、朝阳、海淀)和 3 个郊区/县(大兴、平谷、延庆)开展调查。在上述抽取的7个区/县内,分别以小学、中学为抽样单位进行随机整群抽样,凡抽样单位内的适龄儿童青少年均为调查对象。2004年共抽取中小学校20所,对抽样学校的全部20544名6~17岁儿童进行身高、体重、腰围及血压测量,并对其中1所学校的962名儿童进行静脉血生化指标(空腹血糖、甘油三酯、总胆固醇、HDL-C、LDL-C)检测。2013年,研究者采用相同的抽样方法,从北京市2区/县抽取4所中小学校的7211名6~17岁儿童进行相同指标的测量,并对2013年参加抽血的1344名儿童进行生化指标的检测,资料见表3-1。

表3-1　2004和2013年北京市6~17岁儿童心血管代谢异常检出率[n(%)]

危险因素	2004年(n=962)	2013年(n=1344)	χ^2	P
高血压	42(4.29)	313(10.78)	36.76	<0.01
空腹血糖受损	63(6.45)	664(49.54)	506.61	<0.01
血脂异常	124(12.74)	285(21.21)	28.31	<0.01
高甘油三酯	49(5.03)	155(11.53)	29.59	<0.01
高总胆固醇	35(3.59)	101(7.51)	15.63	<0.01
低 HDL-C	54(5.54)	58(4.32)	1.89	0.17
高 LDL-C	49(5.04)	76(5.65)	0.56	0.45
代谢异常个数≥2	16(1.65)	214(15.92)	128.06	<0.01

问题1:上述调查属于现况研究设计吗? 为什么?

问题2:表3-1提供了哪些信息?

问题3:为保证数据的完整性和可靠性,该研究应如何控制调查资料的质量?

二、现况研究设计

(一)现况研究设计一般步骤

1. 明确研究目的;

2. 根据研究目的选择研究方法;

3. 确定研究对象、样本大小以及获得样本的方法;

4. 确定研究内容,拟订调查表,确定研究项目定义标准以及测量方法;

5. 拟订资料整理分析方法;

6. 拟订调查质量控制方法;

7. 调查组织安排,包括调查步骤、进度计划、经费预算等。

【课题四】　针对近年来甲状腺结节患病显著增高的趋势,某学者对所在地区健康体检人群甲状腺结节患病情况进行了调查。研究共纳入20岁以上居民11268人,按性别和年龄分层统计甲状腺结节的患病率,分析不同性别、不同年龄之间甲状腺结节的患病情况;根据甲状腺B超检查结果,将研究人群分为甲状腺结节组和无甲状腺结节组,比较两组人群的体质指数、血压、血糖、血脂及血尿酸水平,以了解该地区甲状腺结节的患病率及其影响因素。部分资料如表 3-2、表 3-3 所示。

表 3-2　不同年龄、不同性别研究对象甲状腺结节的患病率

年龄(岁)	男性	女性	合计	χ^2	P
20~	7.30(39/534)	15.75(118/749)	12.24(157/1283)	23.57	0.012
30~	13.59(95/699)	28.11(294/1046)	22.29(389/1745)	83.33	<0.001
40~	29.36(310/1056)	43.57(606/1391)	37.43(916/2447)	111.14	<0.001
50~	39.03(493/1263)	52.32(711/1359)	45.92(1204/2622)	7.91	0.005
60~	46.65(474/1016)	62.46(664/1063)	54.74(1138/2079)	71.4	<0.001
70~	65.53(289/441)	75.27(490/651)	71.34(779/1092)	8.75	0.003
合计	33.94(1700/5009)	46.06(2883/6259)	40.67(4583/11268)	344.529	<0.001
χ^2	789.18	746.14	1784.870		
P	<0.001	0.002	<0.001		

表 3-3　不同文化程度甲状腺结节患病率

文化程度	调查人数	患病人数	患病率(%)	χ^2	P
中学	938	304	32.41		
高专	2819	1085	38.49	51.632	<0.001
本科	5634	2341	41.55		
本科以上	1877	853	45.44		

问题 1:本课题研究设计与课题三的研究设计比较有什么特点? 从上述的资料中可获得有关影响因素研究线索吗?

问题 2:如果你开展该课题的研究,根据研究目的你会选择普查还是抽样调查?

问题 3:还将需要补充收集哪些资料,采用哪些分析指标?

问题 4:请根据你所做的调整,按设计基本步骤,制订一份研究设计。

（二）现况研究实例

通过现况研究实例学习,全面了解现况研究设计原理、特点、用途、具体实施过程和优缺点。

问题 1:结合本研究实例(全国第五次结核病流行病学抽样调查计划),正确理解现况研究的设计原理,理解现况研究中关于"时间断面""人群范围"的含义。

问题 2:样本量估计如何进行?

问题 3:在研究中可能会采取哪些措施控制调查质量?

问题 4:归纳现况研究的优缺点,尤其是在结果评价中应注意的问题。

附：

全国第五次结核病流行病学抽样调查计划

目的与意义

全国结核病流行病学抽样调查是在全国范围内以科学方法抽取有代表性的样本进行横断面调查,从而获得全国结核病时点患病率资料。我国曾于1979年、1984—1985年、1990和2000年先后开展了四次结核病流行病学抽样调查,摸清了当时我国结核病感染、患病和死亡等流行病学特点和趋势,同时也对全国结核病防治规划的实施状况进行了评价,并依据调查结果和全国结核病防治工作现状,制定了下一阶段的全国结核病防治工作规划。

2010年是"全国结核病防治规划(2001—2010年)"实施的最后一年,也是制订《全国结核病防治规划(2011—2015年)》的关键年。为了解全国结核病的流行状况和《全国结核病防治规划(2001—2010年)》的实施情况,为制订《全国结核病防治规划(2011—2015年)》提供科学依据,原卫生部于2010年组织开展了全国第五次结核病流行病学抽样调查。

调查设计和实施

一、研究对象

本次流调的调查对象为全国15岁及以上的本地户籍人口(不包括外出超过6个月的人口)及外来常住人口。

二、抽样设计

本次流调以获得全国结核病患病率为主要目的,采用多阶段分层整群等比例随机抽样的方法在全国抽取流调点。根据1979年以来历次结核病流调采用的整群抽样公式计算出抽样点数,设涂阳患病率允许误差在15%的情况下,全国流调点为176个,抽样比例为1∶4093。以村为单位,每个流调点调查1500人,全国应调查264 000人。

抽样步骤如下:

(一)第一阶段抽样

根据各省(自治区、直辖市)人口数和抽样比例(1∶4093)确定各省(自治区、直辖市)流调点数,要保证每个省至少有1个流调点。根据省内各地区(市)人口数确定各地(市)流调点数。将各地(市)人口以1800人(抽样人口为全人口)为一个抽样单位连续编号,使用随机数字表法确定应调查的县(区)。根据全国城乡人口比例确定城镇和乡村点数,按照分层抽样方法确定县(区)的城乡点数。

(二)第二阶段抽样

在抽中县(区)的城镇或乡村中,以1800人为一个抽样单位连续编号,随机抽样确定应调查的乡镇(街道)。

（三）第三阶段抽样

考虑到人口的流动及无应答的情况,将抽中乡镇(街道)按人口分为2500~3000人的村(居委会)级抽样单位,进行随机整群抽样,确定应调查的村(居委会)。

抽样设计使用的相关参数,见表3-4。

表3-4 2010年抽样设计相关参数

2010年全国平均人口数	1 314 476 400
流调点数(个)	176
计划抽样人数	264 000
抽样比例	1:4093
城镇点与乡村点比例	77:99

流调点在各省(自治区、直辖市)的分布情况见表3-5。

表3-5 2010年全国176个流调点在各省(自治区、直辖市)的分布

省份	流调点数	省份	流调点数	省份	流调点数
北京	2	安徽	8	贵州	5
天津	2	福建	5	云南	6
河北	9	江西	6	西藏	1
山西	5	山东	12	重庆	4
内蒙古	3	河南	13	陕西	5
辽宁	6	湖北	8	甘肃	4
吉林	4	湖南	9	青海	1
黑龙江	5	广东	12	宁夏	1
上海	2	广西	6	新疆	3
江苏	10	海南	1		
浙江	7	四川	11		

三、调查内容和检查方法

（一）肺结核患病率

1. 检查方法　对所有调查对象(含已知的肺结核患者)进行胸部X线检查。对胸片异常及有可疑肺结核症状者均收集即时痰、夜间痰和次日晨痰3个痰标本(依次编成1、2和3号)进行痰涂片检查;根据痰标本的阳性级别和性状选取2份痰标本进行痰培养检查。

2. 诊断　根据痰涂片检查结果结合胸片、症状和既往病史进行诊断,并经各级验收后定诊。

有关概念如下：

已知：流调前已经被确诊为肺结核病，或在询问中发现属已知的病人。

新发现：在流调时被确诊的肺结核病人。

初治：未经抗结核化疗或虽接受化疗但未满 1 个月者。

复治：曾接受抗结核化疗达到或超过 1 个月者。

流调时正在进行规则治疗的病人仍按初治、复治分类。

（二）结核分枝杆菌的菌种鉴定和药物敏感性试验

对本次流调获得的分枝杆菌分离株进行菌种鉴定和 11 种一、二线抗结核药品的药物敏感性试验。

（三）肺结核患者社会经济情况

对本次流调中发现的所有活动性肺结核患者进行问卷调查，了解患者发病、就诊及治疗过程中相关的社会经济情况。

（四）结核病知识知晓率

对所有调查对象进行结核病知识知晓情况问卷调查。

四、组织和实施

（一）组织领导

流调工作在卫生部的领导下，成立全国第五次结核病流行病学抽样调查领导小组、技术指导组和办公室。领导小组主要负责流调工作的组织领导、部门间的协调、资金筹集等事宜；技术指导组主要负责流调设计、专业人员的培训、资料验收，并为流调报告的撰写提供技术支持；办公室负责流调的组织实施、处理日常事务、组织有关专业会议和培训班、现场检查指导、组织资料验收，以及搜集、核实、汇总资料和撰写流调报告。

各省（自治区、直辖市）分别成立相应的流调领导小组、技术指导组和办公室，承担本省（自治区、直辖市）流调的各项任务，包括制订实施计划和方案、提供技术指导、组织流调队、开展业务培训，以及对流调现场进行指导和质量控制，并组织验收和总结。

（二）实施概况

1. 准备阶段（2009 年 6 月至 2010 年 4 月）

（1）2009 年 6—9 月，制定《全国第五次结核病流行病学抽样调查计划及实施方案》。

（2）2009 年 10—12 月，根据抽样设计抽取全国流调点。

（3）2009 年 11 月至 2010 年 2 月，在河南省开封市通许县四所楼镇大上湾村开展预调查工作，并根据预调查结果进一步修改和完善《实施细则》。

（4）2010 年 3 月，召开全国流调启动暨培训研讨会，统一流调方法和标准，根据《流调计划及实施方案》及《实施细则》培训省级相关人员。

(5)2010年3—4月,各省(自治区、直辖市)组织专业流调队,并对专业流调人员进行培训,统一调查和检查方法。

2. 现场实施阶段(2010年4—7月)

(1)2010年4—7月,各省(自治区、直辖市)根据《流调计划及实施方案》开展各项现场调查工作。历时100天完成了现场调查工作,每个流调点现场调查时间平均为13天,最长为42天,最短为5天。

(2)现场调查期间全国流调办公室组织对各省(自治区、直辖市)的调查现场进行督导。流调办公室由卫生部疾病预防控制局结核病防治处和中国CDC的相关人员组成。

3. 验收总结阶段(2010年8月至2011年1月)

(1)2010年6—7月,全国流调技术指导组和办公室组织开展全国流调验收工作,见表3-6。

(2)2010年8—10月,复核流调数据资料。

(3)2010年11月至2011年1月,全国流调办公室复核并汇总各项基本数据,撰写流调报告。

表3-6 2010年国家级流调验收工作实施情况

地点	验收省份(自治区、直辖市)	时间
北京	青海、北京、吉林、天津	6月13—14日
甘肃兰州	陕西、新疆、甘肃、宁夏	6月24—26日
四川成都	四川、贵州、重庆、西藏	7月1—4日
湖北武汉	湖北、江西、湖南、河南	7月12—16日
辽宁沈阳	辽宁、黑龙江、云南	7月23—25日
安徽合肥	浙江、安徽、上海、山东	6月24—27日
广东广州	广西、福建、海南、广东	7月5—8日
河北石家庄	河北、江苏、内蒙古、山西	7月18—21日

《第五次全国结核病流行病学抽样调查结果》(部分)

一、调查对象受检情况

全国176个流调点抽样人口为447 563人,其中外出超过6个月人口有125342人,15岁以下人口有58 940人,应检人口应为263 281人,现场调查实检人口为252 940人,受检为96.1%。其中城镇点和乡村点的平均受检率分别为95.8%(114 883/119 906)和96.3%(138 057/

143 375）。176 个流调点中,受检率达到 95% 及以上的有 171 个,占 97.1%;有 5 个流调点受检率在 85%~95% 之间,均为城镇点,占 2.8%(5/176)。

平均每个流调点的实检人口为 1435 人,其中人数最多的流调点为 1758 人,人数最少的流调点为 1217 人。男性受检率为 95.4%(116 939/122 630),女性为 96.7%(136 001/140 651)。15~岁至 65~岁各年龄组,女性受检率均高于男性;70~岁及以上年龄组男性受检率高于女性。30~至 75~岁各年龄组的受检率均达到 95% 以上;15~岁至 25~岁各年龄组和 80~岁年龄组受检率均在 95% 以下;80~岁年龄组受检率最低,为 89.7%,其中男性为 91.1%,女性为 88.6%。表 3-7 为各年龄组的受检率。

表 3-7 不同年龄、不同性别应检人群受检率

年龄组(岁)	男性			女性			合计		
	应检人口	实检人口	受检率(%)	应检人口	实检人口	受检率(%)	应检人口	实检人口	受检率(%)
15~	8038	7326	91.1	7469	6878	92.1	15507	14204	91.6
20~	6931	6330	91.3	7882	7305	92.7	14813	13635	92
25~	7609	7105	93.4	9221	8717	94.5	16830	15822	94
30~	8738	8236	94.3	10754	10343	96.2	19492	18579	95.3
35~	12031	11471	95.3	14762	14365	97.3	26793	25836	96.4
40~	14113	13527	95.8	16964	16634	98.1	31077	30161	97.1
45~	13347	12867	96.4	15819	15501	98	29166	28368	97.3
50~	11147	10793	96.8	12810	12607	98.4	23957	23400	97.7
55~	12267	11898	97	13807	13581	98.4	26074	25479	97.7
60~	9563	9306	97.3	10281	10118	98.4	19844	19424	97.9
65~	6885	6696	97.3	7398	7246	97.9	14283	13942	97.6
70~	5617	5429	96.7	6064	5856	96.6	11681	11285	96.6
75~	3799	3637	95.7	4164	3965	95.2	7963	7602	95.5
80~	2545	2318	91.1	3256	2885	88.6	5801	5203	89.7
合计	122630	116939	95.4	140651	136001	96.7	263281	252940	96.1

二、肺结核患病情况

(一)患病率

1. 不同类型肺结核患病情况 2010 年全国共调查 252 940 人,发现活动性肺结核患者 1310 例,其中涂阳患者 188 例,菌阳患者 347 例。具体患病情况见表 3-8。

表 3-8 2010 年不同类型肺结核患病情况

患者分类	患者例数(例)	患病率(/10万)(95%CI)	估算患者例数(万)(95%CI)
活动性肺结核患者	1310	459(433~484)	499(471~527)
涂阳肺结核患者	188	66(53~79)	72(58~86)
菌阳肺结核患者	347	119(103~135)	129(112~147)

2. 2010 年与 2000 年患病率相比　2010 年与 2000 年患病率相比,2010 年全国活动性、涂阳和菌阳肺结核患病率均呈下降趋势。其中活动性肺结核患病率年递降率为 0.2%,涂阳肺结核患病率年递降率为 9.0%,菌阳肺结核患病率年递降率为 5.8%(表 3-9)。

表 3-9 2000 至 2010 年患病率下降幅度及年递降率

患者分类	患病率(/10万)		2000—2010 年下降幅度(%)	2000—2010 年年递降率(%)
	2000 年	2010 年		
活动性肺结核患者	466	459	1.5	0.2
涂阳肺结核患者	169	66	60.9	9
菌阳肺结核患者	216	119	44.9	5.8

（二）性别和年龄别患病率

不同性别和年龄患病率,分述如下。

1. 活动性肺结核患病率　本次流调显示活动性肺结核患病率随年龄的增长有逐渐上升的趋势。20~25 岁有一个小高峰,75~80 岁达到高峰,为 1541/10 万。各年龄组均为男性高于女性,但在 34 岁以下各年龄组中差异不明显,35 岁及以上年龄组差异逐渐增加。男性在 40 岁以后患病率持续上升,75~80 岁间达到高峰,为 2450/110 万,80 岁及以上患病率又有所下降。女性变化趋势与男性相似,自 45 岁以上患病率缓慢上升,70~75 岁达到高峰,为 866/10 万(图 3-1)。

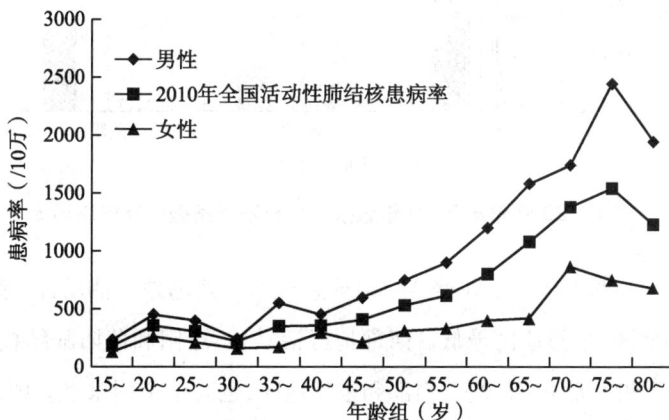

图 3-1 2010 年全国不同性别、年龄组活动性肺结核患病率

2. 涂阳肺结核患病率（略）。

3. 菌阳肺结核患病率（略）。

（三）不同地区的患病率

1. 城镇和乡村患病率　乡村的活动性、涂阳和菌阳患病率均高于城镇。活动性肺结核患病率乡村为 569/10 万，城镇为 307/10 万；涂阳患病率乡村为 78/10 万，城镇为 49/10 万；菌阳患病率乡村为 153/10 万，城镇为 73/10 万（图 3-2）。乡村和城镇人口中涂阳占活动性患者的比例分别为 14.1% 和 15.0%，菌阳占活动性患者的比例则分别为 27.2% 和 24.6%。

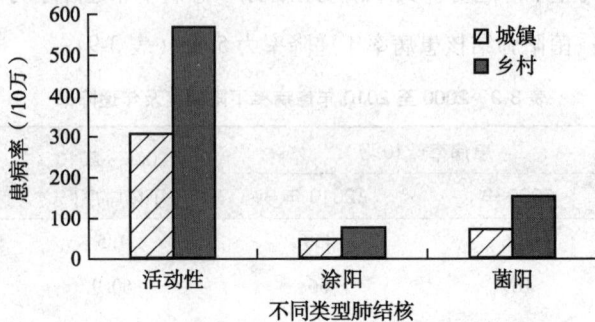

图 3-2　全国城镇和乡村不同类型肺结核患病率

2. 2010 年与 2000 年城镇和乡村患病率比较　与 2000 年相比，2010 年城镇人口活动性肺结核患病率略有下降，乡村患病率有所升高。城镇与乡村人口的涂阳和菌阳肺结核患病率均低于 2000 年，且城镇人口患病率下降幅度高于乡村人口（图 3-3）。

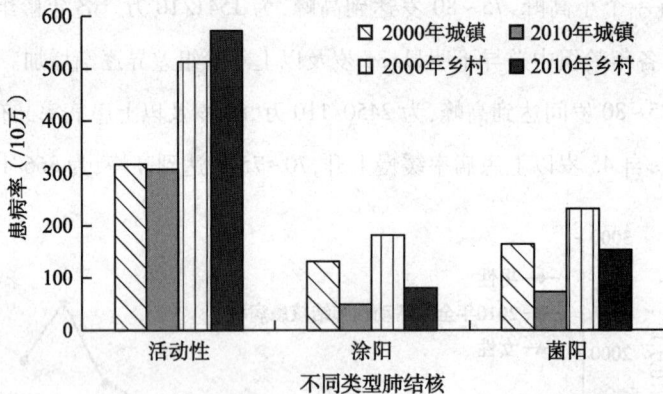

图 3-3　2000 年与 2010 年城镇和乡村不同类型肺结核患病率

3. 2010 年东、中和西部地区不同类型肺结核患病率　西部地区活动性、涂阳和菌阳肺结核患病率均高于中部地区，东部地区最低。西部地区活动性、涂阳和菌阳肺结核的患病率分别为 695/10 万、105/10 万和 198/10 万，高于中部和东部地区，也高于全国水平。中、东部地区的活动性肺结核患病率低于全国水平（图 3-4）。东、中和西部地区的活动性肺结核患者中，涂阳患者所占的比例分别为 14.4%（49/340）、13.6%（55/403）和 14.8%（84/567），菌阳患者所占的比例分别为 22.1%（75/340）、27.5%（111/403）和 28.4%（161/567），仍为西部地区比例最高。

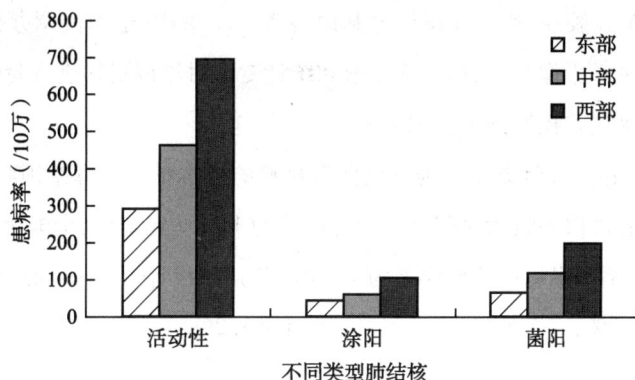

图 3-4　2010 年全国东、中和西部地区不同类型肺结核患病率

4. 2010 年与 2000 年东、中和西部地区患病率比较　2010 年东部和中部地区的活动性肺结核患病率较 2000 年略有下降，西部地区的患病率有所升高。东部、中部和西部地区的涂阳和菌阳肺结核患病率均低于 2000 年，东部和中部地区的下降幅度高于西部地区（图 3-5）。

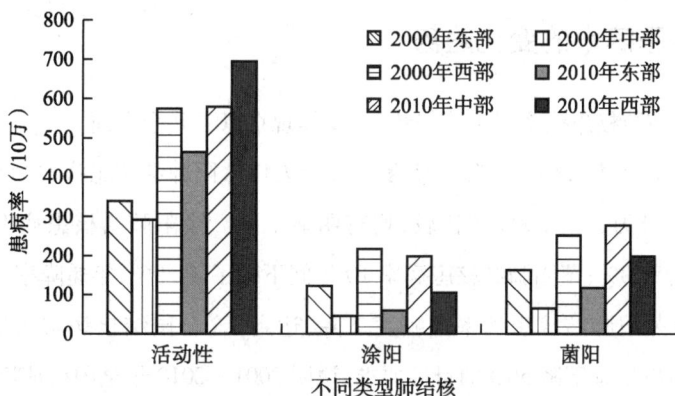

图 3-5　2000 年与 2010 年东、中、西部不同类型肺结核患病率

《第五次全国结核病流行病学抽样调查讨论》（部分）

一、调查质量的评价

1. 受检率达到设计标准　为保证受检人口的代表性，本次流调要求各流调点调查人口的受检率达到 95% 以上。本次流调应检人口的总体受检率为 96.1%，城镇点和乡村点的受检率分别为 95.8% 和 96.3%，总体达到了目标要求。不同流调点中，受检率仍存在差异。有 5 个城镇流调点（占 2.8%）的受检率未达到 95% 的要求，但仍均在 85% 以上。

2. 严格控制技术误差　本次流调在现场调查前、调查中和调查后的不同阶段采用了多种方式控制调查技术误差。主要包括制订统一的调查方案和实施细则,对所有流调队人员分组进行培训;经培训的人员按照实施细则的要求开展现场检查和问卷调查,所有资料经复核后按统一的录入软件进行录入,X线胶片、痰瓶和痰培养基由各省统一采购;全国流调办公室组织国家级结核病防治临床专家、医学影像专家、实验室专家和统计专家对流调资料进行验收。通过以上各种方式,将流调工作技术误差控制到最低限度。

3. 抽样误差基本达到设计要求　为了确保有足够的样本量来估算全国肺结核患病率,在进行样本量计算时,将容许误差设为涂阳肺结核患病率的15%。经统计,全国活动性肺结核患病率的相对误差为5.5%,菌阳患病率相对误差为13.3%,均达到设计要求15%的水平;因涂阳患病率的实际年递降率为9.0%,高于抽样设计时估算使用的3.2%,其相对误差为19.9%,高于设计要求水平。

4. 采用加权患病率描述患病情况　由于本次流调的抽样方法采用了多阶段分层整群抽样的方法,且实检人口的性别年龄构成与全国人口的性别年龄构成有一定的差异。因此,对患病率的计算进行了复杂抽样设计的加权调整,同时,为消除实检人口与全国人口的人口学特征差异带来的影响,也对其进行了标准人口校正。

二、肺结核患病率的变化趋势

本次流调显示肺结核患病率呈下降趋势,主要体现在以下几个方面。

1. 涂阳和菌阳患病率大幅度下降　15岁及以上人口涂阳肺结核患病率为66/10万,菌阳肺结核患病率为119/10万。与2000年比较,均有明显下降。涂阳肺结核患病率10年间下降了60.9%,年递降率为9.0%;菌阳肺结核患病率10年间下降了44.9%,年递降率为5.8%。本次流调结果显示涂阳和菌阳肺结核患病率大幅度下降,达到了《全国结核病防治规划(2001—2010年)》中涂阳肺结核患病率下降50%的目标要求,说明2001—2010年全国结核病防治规划的实施对结核病疫情下降产生了明显的效果,证实了全面实施现代结核病控制策略卓有成效。

2. 活动性肺结核患病率下降较慢　≥15岁活动性肺结核患病率为459/10万,与2000年的466/10万相比,仅下降了1.5%,年递降率仅为0.2%。可能与两次调查采用的方法不同有关。本次流调对所有调查对象一律采用胸部X线检查,而2000年流调是对调查对象先采用胸透检查,结果异常者再摄胸部X线片。因此,本次流调的检查方法提高了患者检出的敏感度。此外,本次流调采用2008年颁布的肺结核新诊断标准,与2000年流调不同的是,新诊断标准中将结核性胸膜炎也列入肺结核范畴。

3. 性别和年龄患病率均明显下降　尽管肺结核患病率呈现随年龄的增长逐渐增高、老年组达到最高峰以及各年龄组均为男性高于女性的特点,但与2000年相比,2010年不同性别及年龄组的涂阳和菌阳肺结核患病率水平均有明显下降。

4. 不同地区肺结核患病率基本上呈下降趋势 与2000年相比,涂阳和菌阳肺结核患病率在城镇和乡村均有明显下降,但活动性肺结核患病率在城镇地区有所下降,农村地区略有上升;涂阳和菌阳肺结核患病率在东部、中部和西部地区均有明显下降,但活动性肺结核患病率在东部和中部地区略有下降,而西部地区略有上升。176个流调点中有40.3%的流调点未检出涂阳肺结核患者,24.4%的流调点未检出菌阳肺结核患者,与2000年的23.7%和16.3%相比均明显增加。检出涂阳和菌阳肺结核患者的流调点数的减少反映出结核病传播的危险程度在降低。

（陈 坤 王建炳）

队列研究

【目的】 掌握队列研究的基本概念和研究方法,熟悉资料分析处理方法。

【时间】 3 学时

一、队列研究的基本原理

【课题一】 水果摄入对心血管的保护作用已在西方人群中获得广泛证实,但在水果摄入水平低、脑卒中发病率高的中国,对两者之间的关联尚未可知。为了探究这种关联在中国人群中是否同样存在,英国牛津大学与中国医学科学院李立明教授课题组合作,于 2004 年 6 月至 2008 年 7 月间从中国 10 个不同地区(包括五个城市,五个乡村)募集了 512 891 名 30 ~ 79 岁的成年人,探讨中国人群新鲜水果使用与主要的心血管疾病关系。

针对主要暴露因素"水果摄入"情况设置了 5 个频率标准:"从不吃水果""一个月吃一次""每周吃 1~3 次""每周吃 4~6 次""每天都吃",由调查对象自行填写。

本研究以主要的心血管疾病死亡为结局事件。所有受试对象的生存与健康状况定期上报中国疾病预防控制中心疾病监测系统,其数据与调查对象所在地的医疗保险记录进行核对,并由街道或村委会进行确认。依据第 10 版国际疾病分类进行编码。

经过 320 万人年的随访,排除失访与不合格对象后,共有 451 665 名受试对象完成了随访。发现与很少摄入新鲜水果者相比,每天摄入新鲜水果者平均收缩压降低约 4mmHg,血糖降低约 0.5mmol/L,心血管病死亡危险降低 40%,发生主要冠心病事件、缺血性脑卒中、脑出血的危险分别降低 34%、25% 和 36%。其水果摄入情况与心血管疾病情况见表 4-1。

问题 1:上述研究属于何种类型的流行病学研究?

问题 2:用什么指标描述各组人群的发病危险?

【课题二】 为了探讨女性妊娠期糖尿病(GDM)与以后恶性肿瘤发病之间的关系,以色列马卡比卫生服务中心于 2011 年开展了一项研究,选取于 1995 年 3 月到 2009 年 5 月间该院孕期妇女的检测记录,有关受试对象社会人口学信息、糖尿病相关信息、诊断信息、其他病史等信息均由既往病历记录获得。恶性肿瘤发病的相关信息,通过查阅以色列癌症登记中心恶性肿瘤发病与死亡情况的数据获得,约 92% 的登记病历保存有完整的组织学与细胞学检测结果记录。调查结果见表 4-2。

表 4-1　受试对象水果摄入与心血管疾病死亡情况

摄入水果情况	观察人数	死于心血管疾病的人数
从不吃	28 479	735
每月吃一次	156 098	2341
每星期吃 1~3 次	143 183	1375
每星期吃 4~6 次	42 519	270
每天都吃	81 386	452
合计		

表 4-2　妊娠期糖尿病与恶性肿瘤发病情况

	调查人数	观察人年	恶性肿瘤发病人数（人）					
			消化器官肿瘤	生殖器官肿瘤	乳腺肿瘤	血液肿瘤	皮肤肿瘤	甲状腺肿瘤
GDM 组	11 264	57 671.68	13	25	44	14	13	8
非 GDM 组	174 051	1 063 451.61	70	489	592	163	176	213
合计	185 315	1 121 123.29	83	514	636	177	189	221

问题:上述研究属于何种类型的流行病学研究? 和课题一比较,有何区别和联系?

二、队列研究资料的分析

【课题三】　对【课题一】的资料进行分析,填写表 4-3。

表 4-3　不同水果摄入频率与心血管疾病死亡的关系

摄入水果情况	观察人数	死于心血管疾病的人数	死亡率	χ^2	RR	RR 95%CI
从不吃	28 479	735				
每月吃一次	156 098	2341				
每星期吃 1~3 次	143 183	1375				
每星期吃 4~6 次	42 519	270				
每天都吃	81 386	452				
合计						

问题 1:能否根据表 4-3 的结果得出结论,认为与水果摄入频率较高的人群相比,较低的水果摄入频率增加了健康人群死于心血管疾病的风险? 为什么?

问题 2:本例不同受试对象基线特征比较结果的临床意义或实际意义如何? 参考表 4-4 的信

息进行讨论。

表4-4 不同水果消费频率组受试对象基线时的特征比较

	从不吃 ($n=28479$)	每月吃一次 ($n=156098$)	每星期吃1~3次 ($n=143183$)	每星期吃4~6次 ($n=42519$)	每天都吃 ($n=81386$)
性别					
男	15065	69463	6228	16114	23032
女	13414	86635	8090	26405	58354
平均年龄	53.6±10.4	51.7±10.9	49.8±10.4	48.8±10.4	48.9±11.6
地区					
城镇	8515	33873	59421	22408	67713
乡村	19964	122225	83762	20111	13673
文化程度					
文盲	826	35278	25057	5910	7406
小学或中学	27112	113796	112828	34058	63563
大学及以上	541	7024	5298	2551	10417

【课题四】 表4-5数据来自一项Framingham研究。研究中研究者对1045名33~49岁男性随访观察10年,以观察冠心病的发生情况。基线入组时检测了1045名受试对象的血清胆固醇含量,并按血清胆固醇水平高低分为5组,随访观察10年后各组受试对象冠心病发病人数,如表4-5所示。

表4-5 33~49岁男子不同血清胆固醇水平组的冠心病发病情况

血清胆固醇(mg/dl)	观察人数	病例数
114~	209	2
194~	209	11
214~	209	14
231~	209	26
256~	209	32
合计	1045	85

问题1:如以血清胆固醇水平114~193mg/dl组作为参照组,请分别计算各暴露水平组的RR和95%的可信区间、AR以及AR%。填入表4-6并解释各个指标的意义。

问题2:根据以上结果,能否认为随着血清胆固醇水平的升高,研究人群冠心病发病的危险也在增加?

表 4-6　33~49 岁男子血清胆固醇水平与冠心病发病的关系

血清胆固醇(mg/dl)	暴露水平(X_i)	病例数(a_i)	非病例数数(b_i)	观察人数(n_i)	CHD(%)	χ^2	RR	95%CI	AR	AR%
114~	0	2	207	209	0.96					
194~	1	11	198	209	5.26					
214~	2	14	195	209	6.70					
231~	3	26	183	209	12.44					
256~	4	32	177	209	15.31					
合计	-	85	960	1045	8.13					

提示：多个样本率比较：

$$\chi^2 = n\left(\sum \frac{A^2}{n_r n_c} - 1\right)$$

$$\gamma = (n_r - 1)(n_c - 1)$$

趋势性 χ^2 检验公式：

$$\chi^2_{m-EXT} = \frac{n^2(n-1)\left[\sum a_i X_i - \sum a_i \sum (n_i X_i)/n\right]^2}{\sum a_i \sum b_i\left[n\cdot\sum(n_i X_i^2) - (\sum n_i x_i^2)\right]}$$

【课题五】　本研究数据来源于一项关于英国石棉工人死亡情况的研究。该研究在 1955 年进行，研究对象是曾经或研究时仍在从事接触石棉工作，且石棉接触时间至少 20 年以上的工人。

研究者从各个石棉加工工厂招募合格研究对象 112 名。研究对象进入队列的时间为 1923—1952 年期间。研究中合格的研究对象要求为：在石棉工厂工作，且石棉暴露时间超过 20 年的石棉工人；并有 20 年的完整信息资料。研究者利用各种渠道对他们进行随访，确定研究对象的结局。已经死亡者，查证死亡原因。结果 112 名研究对象共 39 人死亡。表 4-7 列出了 39 名受试者的死因。表 4-8 给出的是同期英格兰和威尔士相同年龄段普通男性的死亡率数据。

表 4-7　39 名石棉工人死因构成表

死因	例数
肺癌	10
其他呼吸道疾病和心血管疾病	21
其他系统疾病	8
合计	39

表 4-8   同期英格兰和威尔士同年龄段的普通男性死亡率(/1000)

年代	肺癌	其他呼吸道疾病和心血管疾病	其他系统疾病	合计
1930	0.3	6.3	7.0	13.6
1937	0.4	6.5	6.6	13.5
1942	0.6	7.6	8.2	16.4
1947	0.7	7.0	6.7	14.4
1952	1.0	7.7	6.0	14.7

问题 1:分析上述资料,能否认为石棉暴露与石棉厂工人患肺癌有关? 为什么?

问题 2:分析石棉接触工人肺癌死亡比例高于普通人群的其他可能原因还有哪些?

表 4-9 记录了 112 名研究对象被纳入队列的时间及其死亡或失访时间。请依据此表数据,以普通人群数据为标准,估计石棉接触工人患肺癌,其他呼吸道疾病和心血管病,其他系统疾病和总的疾病的期望死亡数,完成表 4-10。

从表 4-8 可以看出,观察期内英格兰和威尔士普通男性的肺癌死亡率随年代不同而存在明显的差异,建议计算观察期内总的期望死亡数,应为不同年代期望死亡数的总和。

步骤:

第一步:按照研究对象进入队列的时间不同分为几个年代:1923—1934、1935—1939、1940—1944、1945—1949、1950—1954,分别计算各个年代的暴露人年。

第二步:应用表 4-8 中相应年代的率计算该年代的预期死亡数

第三步:求各年代的期望死亡数的总和。

表 4-9   112 名接触暴露满 20 年研究对象被纳入队列、死亡或失访时间

进入队列时间	结束(或死亡或失访时间)	人数	进入队列时间	结束(或死亡或失访时间)	人数
1923	1927	1	1939	1955*	2
1923	1944	1	1940	1944	1
1924	1947	1	1940	1951	2
1925	1946	1	1940	1955*	2
1925	1952	1	1940	1955*	2
1930	1935	1	1941	1946	1
1933	1942	2	1941	1949	1
1933	1947	1	1941	1954	1
1933	1950	2	1941	1955*	4
1934	1954	1	1942	1942	1

续表

进入队列时间	结束（或死亡 或失访时间）	人数	进入队列时间	结束（或死亡 或失访时间）	人数
1935	1941	1	1942	1950	1
1935	1953	1	1942	1951	1
1936	1946	2	1942	1955*	3
1936	1946	1	1943	1955*	2
1936	1955*	1	1944	1948	2
1937	1952	1	1944	1955*	6
1937	1953	1	1945	1945	1
1938	1955*	1	1945	1949	2
1939	1942	1	1945	1953	1
1939	1954	1	1945	1955*	11
1946	1951*	2	1949	1955*	6
1946	1955*	6	1950	1951	1
1947	1954	1	1950	1955*	6
1948	1948	1	1951	1955*	6
1948	1955*	7	1952	1955*	5
1949	1952	1	合计		112

注: * 表示研究结束时仍然存活

表 4-10　不同时期期望死亡人数

时期	暴露人年	期望死亡数			
		肺癌	其他呼吸道疾病 和心血管疾病	其他系统疾病	全部疾病
1923—1934					
1935—1939					
1940—1944					
1945—1949					
1950—1954					
合计					

问题 3:完成表 4-11,分析与普通人群相比,石棉接触工人患肺癌、其他呼吸道疾病、心血管疾病、其他系统疾病和总的疾病的风险如何? 这样的结果说明什么? 能否根据以上分析认为长期接触石棉,导致死于肺癌的危险增加? 为什么?

表 4-11   39 名石棉工人观察期内预期死亡人数和实际死亡人数

	肺癌	其他呼吸道疾病和心血管疾病	其他系统疾病	合计
实际死亡人数	10	21	8	39
预期死亡人数				
SMR				
SMR 95%CI				

提示:SMR 是否为 1 的假设检验:

$$x^2 = \frac{(|A-E|-0.5)^2}{E}\cdots\cdots$$

SMR 95%CI 的估计:

$$A_L = (\sqrt{A}-1.96\times0.5)^2$$

$$A_U = (\sqrt{A}+1.96\times0.5)^2$$

$$SMR_L = A_L/E$$

$$SMR_U = A_U/E$$

【课题六】   在 Framingham 研究中提供了该地区 35~44 岁男性人群中几种冠心病危险因素的相对危险度(RR)与总人群暴露比例(Pe)的资料,完成表 4-12 并回答问题。

表 4-12   35~44 岁男子中几种冠心病危险因素的 RR 和 PAR

危险因素	RR	Pe	PAR%
收缩压≥180mmHg	2.8	0.02	
X 线心脏扩大	2.1	0.10	
吸烟	1.9	0.72	

注:Pe 是表示人群中有某种暴露者的比例

问题 1:PAR%和 AR%有何区别? 他们的意义有何不同?

问题 2:相对危险度 RR、人群暴露比例和人群归因危险度 PAR%之间有什么关系? 这种关系对于决策部门制定公共卫生政策有什么指导意义?

思考题

请根据上述课题的分析,总结归纳队列研究的设计原理、分析思路和结果解释思路。

（李杏莉 谭红专）

实习 5

病例对照研究

【目的】 通过课题资料分析,掌握病例对照研究的基本原理、整理和分析资料的基本方法及常用指标的计算和意义。

【时间】 6~9 学时

一、病例对照研究的设计与实施

【课题一】 口服避孕药与卵巢癌的关系。

卵巢癌是女性生殖系统的常见恶性肿瘤之一,20 世纪 80 年代卵巢癌成为美国妇女的第四位死因。卵巢癌的病因尚不完全明了,文献报道卵巢癌的发生可能与年龄、月经生育因素、血型、生活方式、环境、精神以及遗传等因素有关。

有研究发现,妊娠对卵巢癌的发生具有保护作用,口服避孕药可能会通过避孕增加卵巢癌的发病危险;而从另一个角度看,避孕药通过抑制垂体促性腺激素的释放,抑制排卵,可以模拟妊娠过程,因此又有可能降低卵巢癌的发病危险。

20 世纪 80 年代约有 4000 万美国妇女使用口服避孕药,鉴于此美国疾病预防控制中心(CDC)于 1980 年开展了一项卵巢癌与口服避孕药关系的研究。

问题 1:研究疾病危险因素常用的流行病学研究方法有哪些? 它们的作用如何? 卵巢癌与口服避孕药关系的研究项目适宜采用哪种研究方法? 为什么? 研究卵巢癌危险因素的意义何在?

问题 2:从文献中获得的信息能为研究设计提供哪些方面的帮助?

问题 3:在卵巢癌与口服避孕药关系的研究中,应如何选择研究对象?

问题 4:应重点调查哪个因素? 还需要调查其他可疑危险因素吗? 为什么?

在这项研究中,病例组为肿瘤登记系统涵盖的美国 8 个地区新发的经组织学证实的原发性卵巢癌患者,年龄在 20~54 岁之间,对照组为通过电话号码簿从相同地理区域随机选择的 20~54 岁之间的非卵巢癌妇女,病例和对照均排除实施过卵巢切除术的妇女。由于当时 93% 的美国家庭拥有电话,可以保证这些地区居住的大部分女性都有机会被纳入对照组。

美国 CDC 对调查员进行调查技能培训,对病例组和对照组采用统一的调查问卷,同一地区的病例和对照由相同的调查员进行调查,病例和对照均不被告知研究将要验证的假设。在调查中调查员向受访者展示所有类型美国市售口服避孕药的照片,并使用日历将避孕和生育史同其他生活事件结合起来,以帮助回忆。

问题 5: 在该研究中你认为可能存在哪些重要偏倚? 在此项目中,研究者采取的一系列措施分别用于控制哪些偏倚?

二、非匹配设计病例对照研究资料的分析

【课题二】 重大生活事件与死产的关系。

死产是指在妊娠 20 周及以后发生的胚胎死亡。2006 年美国死产例数(25 972 例)接近同年婴儿死亡例数(28 509 例)。不同种族之间的死产率存在差异,黑人较高,为 10.73‰,亚裔为 4.89‰,白人为 4.81‰。有研究发现死产的发生与妊娠期的压力及重大生活事件(significant life events,SLEs)相关。本研究旨在分析重大生活事件与死产的关系。

(一)研究对象的选择及调查方法

2006 年 3 月至 2008 年 9 月,研究者以美国 5 个州中的 7 个县作为研究地区,从中选择 59 个社区医院和教学医院,涵盖该地区 90% 以上的分娩。病例组是研究期间妊娠结局为死产的所有女性,共 953 例,对照组是从妊娠结局为活产的女性中随机抽取的一个代表性样本,共 3088 例。排除不应答者(病例组和对照组的应答率分别为 70% 和 63%)后,最终接受面访且妊娠期信息完整的病例为 614 例(死产组),对照为 1354 例(活产组)。采用美国 CDC 研发的重大生活事件量表收集研究对象在分娩前 12 个月内是否曾经历过重大生活事件,该量表共涉及四种类型的 13 项生活事件:经济方面(丈夫失业、本人失业、欠账);情感方面(搬家、无家可归、丈夫入狱);精神创伤(家庭成员生病住院、亲人死亡);夫妻关系(离婚或分居、与丈夫吵架、丈夫不希望本次怀孕、遭受暴力攻击、亲人吸毒或酗酒)。

(二)结果

研究对象在分娩前 12 个月内经历重大生活事件的情况见表 5-1。

表 5-1　死产组与活产组在分娩前 12 个月内经历重大生活事件的情况

经历过重大生活事件*	死产组	活产组	合计
是	505	1010	1515
否	109	344	453
合计	614	1354	1968

* 只要经历过 13 项事件中的任何一项或多项,即为"是";完全没经历过,即为"否"

问题 1：根据表 5-1 资料，分析在死产组与活产组之间经历过重大生活事件的比例有无差别？计算与从未经历过重大生活事件者相比，经历过重大生活事件者发生死产的 OR 及其 95% 可信区间。计算结果说明了什么问题？OR 值能提供哪些 χ^2 值和 P 值所不能提供的信息？

问题 2：从表 5-1 资料，能否计算经历过重大生活事件者中死产的发生率及相对危险度（RR）？为什么？

问题 3：根据上述资料能否计算 ARP 及 PARP？

研究者又进一步分析了经历重大生活事件的项数以及种类数与死产的关系。结果见表 5-2。

表 5-2　死产组和活产组在分娩前 12 个月内经历重大生活事件项数及种类数

变量	死产组($n=614$)	活产组($n=1354$)	OR(95%CI)
经历重大生活事件的项数 *			
0	109	344	1.00
1	130	326	
2	125	277	
3	89	160	
4	56	108	
≥5	105	139	
$\chi^2_{线性趋势}=29.541, P<0.001$			
经历重大生活事件的种类数 #			
0	109	344	1.00
1	168	399	
2	159	332	
3	115	191	
4	63	88	
$\chi^2_{线性趋势}=24.961, P<0.001$			

* 项数是指在 13 项重大生活事件中，共经历过多少项

种类数是指在四类重大生活事件（经济、情感、精神创伤、夫妻关系）中，共经历过多少类

问题 4：根据表 5-2 数据，计算与从未经历过重大生活事件者相比，经历不同项数或种类数重大生活事件者发生死产的 OR 及其 95% 可信区间。

问题 5：表 5-2 中的线性趋势卡方检验的结果能说明什么问题？

研究者还比较了两组研究对象的一些其他特征，如分娩时年龄、种族、婚姻状态、BMI 水平、

血型、糖尿病病史、生育史、多胎妊娠史等,详见表 5-3。另外,两组在收入、参保情况方面也存在差异,与对照组相比,死产组接受社会救济、无医疗保险的比例更高。

表 5-3 死产组和活产组基本特征的比较

变量	死产组 ($n=614$)	活产组 ($n=1354$)	χ^2	P
分娩时年龄(岁)				
<20	82	142	14.578	0.002
20~34	427	1024		
35~39	77	160		
≥40	28	28		
种族				
非拉美裔白人	205	614	54.757	<0.001
非拉美裔黑人	142	152		
拉美裔	223	484		
其他	44	104		
婚姻状态				
已婚	299	822	34.767	<0.001
同居	159	325		
其他	156	207		
BMI(kg/m^2)				
<18.5	25	44	25.965	<0.001
18.5~24.9	235	680		
25.0~29.9	160	306		
30.0~34.9	94	168		
≥35.0	100	156		
血型				
A	186	467	8.144	0.043
B	84	154		
O	314	692		
AB	30	41		
糖尿病病史				
有	34	22	23.393	<0.001
无	580	1332		

续表

变量	死产组 ($n=614$)	活产组 ($n=1354$)	χ^2	P
生育史				
未产,无自发流产史	209	402	74.964	<0.001
未产,有自发流产史	64	71		
经产,无死产或流产史	207	630		
经产,有自发流产史	93	232		
经产,有死产史	41	19		
多胎妊娠史				
有	39	26	25.976	<0.001
无	575	1328		

问题 6:比较两组之间各种特征的目的是什么?

问题 7:发现了这么多有统计学意义的因素,下一步你考虑做哪些分析?

问题 8:混杂和混杂因素的概念是什么? 你觉得本研究应对什么因素进行调整?

研究者进一步采用多因素分析方法对各种潜在的混杂因素进行了调整,调整前后重大生活事件与死产之间关联的 OR 值见表 5-4。

表 5-4 经历重大生活事件的种类与死产之间关联的 logistic 回归分析

经历重大生活事件的种类数	调整前 OR(95%CI)	调整后 OR(95%CI)*
0	1.00	1.00
1	1.33(1.00~1.76)	1.31(0.96~1.77)
2	1.51(1.14~2.01)	1.34(0.98~1.85)
3	1.90(1.39~2.61)	1.66(1.17~2.35)
4	2.26(1.53~3.33)	1.91(1.20~3.04)

* 调整变量:分娩时年龄、种族、婚姻、参保情况、收入、糖尿病患病、BMI、血型、生育史

问题 9:表 5-4 的结果说明什么问题?

问题 10:本研究中未将药物滥用、吸烟、饮酒作为混杂因素进行调整,是否合理? 为什么?

三、1∶1 配对设计病例对照研究资料的分析

【课题三】 前列腺癌危险因素的 1∶1 配对病例对照研究。

（一）研究对象的选择及调查方法

前列腺癌是男性常见的恶性肿瘤之一。2008 年 6 月至 11 月期间 Subahir 等人在马来西亚开展了一项有关前列腺癌危险因素的病例对照研究。研究对象来自马来西亚国民大学医学中心（Universiti Kebangsaan Malaysia Medical Centre，UKMMC），该中心是马来西亚最主要的大学教学医院之一，也是多种疾病的转诊中心。病例组为 2003 年至 2008 年期间在该医院登记的经组织病理学检查确诊的前列腺癌患者。排除其中的非马来西亚公民、痴呆患者、继发性前列腺癌患者，共纳入 112 例原发性前列腺癌患者。对照组为 2008 年 6 月至 2008 年 11 月期间就诊于该医院的其他疾病患者，这些患者经筛检试验证实无前列腺相关疾病或前列腺特异抗原（PSA）水平正常（0~4ng/ml）。排除其他恶性肿瘤患者。对照和病例按照年龄和种族进行 1∶1 配对。故研究对象共 112 对。

对所有研究对象进行面访，收集有关吸烟、饮酒、膳食、性行为、体力活动、疾病史、职业暴露、肿瘤家族史等信息。

问题 1：根据病例和对照的来源，说明其优缺点。

问题 2：从本研究进行的时间与入选病例的诊断时间来看，该研究可能存在何种偏倚？为什么？如何避免或处理此类偏倚？

（二）结果

1. 研究对象的基本特征　在 112 对研究对象中，56 对（50.0%）为华裔，52 对（46.4%）为马来西亚人，4 对（3.6%）为印度裔。年龄上来看，70 岁及以上占 68.8%，60~69 岁占 25.0%。研究对象的种族和年龄分布同马来西亚全国肿瘤登记报告（National Cancer Registry，2003）的结果类似。

问题 3：为何要同马来西亚全国肿瘤登记报告的人口学特征进行比对？结果说明什么？

2. 前列腺癌病人及其对照的肿瘤家族史　表 5-5 列出了本研究人群中肿瘤家族史的分布情况。

表 5-5　前列腺癌病人及其对照的肿瘤家族史分布

对照	前列腺癌病人		合计
	有肿瘤家族史	无肿瘤家族史	
有肿瘤家族史	4	7	11
无肿瘤家族史	20	81	101
合计	24	88	112

问题 4：根据表 5-5 资料，分析在前列腺癌病人与对照之间肿瘤家族史的暴露比例有无差异？计算肿瘤家族史与前列腺癌之间的关联强度指标 OR 及其 95%CI，计算结果说明了什么问题？

3. 前列腺癌病人及其对照的性生活频率分布　表 5-6 列出了本研究人群中性生活频率的分布情况。

表 5-6　前列腺癌病人及其对照的性生活频率分布*

对照	前列腺癌病人		合计
	性生活频率高	性生活频率低	
性生活频率高	16	41	57
性生活频率低	19	36	55
合计	35	77	112

* 性生活频率低是指性生活频率<3 次/周,性生活频率高是指性生活频率≥3 次/周

问题 5: 根据表 5-6 资料,分析在前列腺癌病人与对照之间性生活频率有无差异? 计算与性生活频率低者相比,性生活频率高者发生前列腺癌的 OR 及其 95%CI,计算结果说明了什么问题?

4. 进一步分析　除上述两因素外,单因素分析还发现杀虫剂暴露、经常锻炼、工作强度、蔬菜、水果、西红柿、肉制品的摄入等与前列腺癌相关,并在此基础上进行了多因素条件 logistic 回归分析,最终有统计学意义的变量见表 5-7。

表 5-7　前列腺癌危险因素的多因素条件 logistic 回归分析

变量	OR(95%CI)	P
杀虫剂暴露	5.57(1.74~17.8)	0.004
肿瘤家族史	3.77(1.20~11.8)	0.023
性生活频率高	0.44(0.20~0.96)	0.040
经常摄入蔬菜	0.12(0.02~0.84)	0.033
经常摄入西红柿	0.35(0.14~0.93)	0.035
经常摄入肉类	12.2(3.89~39.0)	0.001

问题 6: 从多因素分析的结果来看,OR 的 95%CI 的范围较宽,说明什么问题?

问题 7: 根据本研究得到的肿瘤家族史与前列腺癌的关联强度及对照人群的暴露率(参见表 5-5),$\alpha = 0.05$(双侧检验),$\beta = 0.10$,估算欲开展一项相关主题的 1∶1 配对病例对照研究所需要的样本量。

四、非匹配设计病例对照研究资料的分层分析

【课题四】　口服避孕药与女性心肌梗死关系的分层分析

20 世纪 60 年代,口服避孕药(oral contraceptive,OC)的问世使人们增加了一种计划生育的有效手段,但未曾料到它也带来了一些副反应,特别是易于发生血栓栓塞。服用 OC 的女性发生肺、脑、冠状动脉血栓或栓塞的危险性增加。1976 年至 1978 年间 Shapiro 等人在美国开展了一项较大规模的病例对照研究,以探索服用 OC 与 50 岁以下女性心肌梗死(myocardial infarction,MI)之间的关系。

（一）研究对象的选择及调查方法

病例组来自美国的三个地区（Greater Boston；Long Island and the coastal area north of New York；Delaware Valley）的 155 家医院。1976 年 7 月 1 日至 1978 年 7 月 31 日期间，在上述医院确诊的 50 岁以下 MI 女性住院患者共 369 例，除去绝经后的、感染或其他原因导致梗死的、非首次发生 MI 者、不符合诊断标准者以及拒访者，余下的 234 名绝经前首次发生 MI 的患者组成病例组，年龄 25~49 岁，年龄中位数为 43 岁。

对照为同期在上述医院因其他疾病住院的患者，共 4241 例接受了面访。从中选择所患疾病既与 OC 无关，亦与吸烟无关的疾病患者 1786 例，其中 24 例有 MI 史者和 20 例吸烟信息缺失者被排除，余下的 1742 例组成对照组（骨关节疾病和外伤占 40%，胃肠道疾病 17%，其他疾病占 43%），年龄中位数为 36 岁。

由护士对所有 MI 确诊病例（369 例）和所有潜在对照（4241 例）进行面访，详细收集研究对象的医疗史、更年期状态以及药物使用情况。

（二）结果

本次调查 MI 组和对照组的 OC 使用情况见表 5-8。

表 5-8　MI 组和对照组的 OC 使用情况

OC 暴露	MI 组	对照组	合计
是	29	135	164
否	205	1607	1812
合计	234	1742	1976

问题 1：请根据表 5-8 计算 χ^2、OR 及其 95%CI。

问题 2：该计算结果能否说明 OC 与 MI 之间的真实联系程度？为什么？

MI 组和对照组的年龄分布及各年龄组的 MI 病人和对照中 OC 暴露情况见表 5-9。

表 5-9　MI 组和对照组的年龄分布及各年龄组的 MI 病例和对照中 OC 暴露情况 $[n(\%)]$

年龄组（岁）	MI 组	对照组	有 OC 暴露 MI	有 OC 暴露 对照
25~	6(2.6)	286(16.4)	4(66.7)	62(21.7)
30~	21(9.0)	423(24.3)	9(42.9)	33(7.8)
35~	37(15.8)	356(20.4)	4(10.8)	26(7.3)
40~	71(30.3)	371(21.3)	6(8.5)	9(2.4)
45~49	99(42.3)	306(17.6)	6(6.1)	5(1.6)
合计	234(100.0)	1742(100.0)	29(12.4)	135(7.7)

问题 3:从表 5-9 可以看出 MI 组和对照组的年龄分布以及不同年龄的 MI 病人和对照中 OC 暴露的比例有何规律?是否怀疑年龄是该研究的一个混杂因素?如果年龄是该研究的混杂因素,如何在分析时调整其混杂作用?

根据表 5-9 所给的数据,按照病例与对照在不同年龄组是否服用 OC 得到表 5-10。

表 5-10 按年龄分层后 OC 与 MI 的关系

年龄(岁)	OC 暴露	MI	对照	OR(95%CI)
25~	是	4	62	
	否	2	224	
30~	是	9	33	
	否	12	390	
35~	是	4	26	
	否	33	330	
40~	是	6	9	
	否	65	362	
45~49	是	6	5	
	否	93	301	
合计		234	1742	

问题 4:请计算各层的 OR 值及其 95%CI,将各层的 OR(即 OR_i)与粗 OR(即 cOR)进行比较,并判断分层因素(年龄)是否为混杂因素。

为了判断某因素(如年龄)是否起混杂作用,可采用分层分析。首先按潜在的混杂因素分层,计算各层 OR_i,比较分层后各层 OR_i 之间是否一致,即采用 Woolf 齐性检验方法检验各层之间的差异是否是随机变异所致。如果差别是由抽样误差造成的,说明各层资料是同质的,就可以进一步计算合并的 OR_{MH} 值,并比较 OR_{MH} 与 cOR。如果 $OR_{MH} \neq cOR$,则表明分层因素起混杂作用;如果经 Woolf 齐性检验证实各层 OR_i 的差异并非来自随机变异,则说明各层资料是不同质的,不可简单地计算合并的 OR_{MH} 值,此时应该进一步分析分层因素与暴露的交互作用(方法略)。

检验各层 OR_i 间的差异是否为随机变异,可采用 Woolf 齐性检验。其步骤如下:

1. 建立无效假设(H_0)和备择假设(H_A)

H_0:$OR_1 = OR_2 = \cdots\cdots OR_i$,即各层的 OR 均相等。

H_A:各层的 OR_i 不相等。

2. 计算各层的下列指标

(1)$OR_i = \dfrac{a_i d_i}{b_i c_i}$

（2）$\ln OR_i = \ln \dfrac{a_i d_i}{b_i c_i}$

（3）$\ln OR_i$ 的方差 $V_i = \dfrac{1}{a_i} + \dfrac{1}{b_i} + \dfrac{1}{c_i} + \dfrac{1}{d_i}$

（4）权数 $W_i = \dfrac{1}{V_i}$

3. 用 Woolf 法计算 $\ln OR_W$

$$\ln OR_W = \frac{\sum\limits_{i=0}^{I}(W_i \times \ln OR_i)}{\sum\limits_{i=0}^{I} W_i}$$

4. 进行 Woolf $\chi^2(\chi^2_W)$ 检验

$$\chi^2_W = \sum_{i=1}^{I}[W_i(\ln OR_i - \ln OR_W)^2]$$

$\nu = i - 1$

问题 5: 根据上面提供的 Woolf 齐性检验方法和按年龄分层的数据,计算表 5-11 中的相应数据,并用表中数据计算 $\ln(OR_W)$ 和 χ^2_W,请对计算结果进行解释。

表 5-11　Woolf 齐性检验

分层	年龄(岁)	OR_i	$\ln OR_i$	V_i	W_i	$W_i \times \ln OR_i$
1	25~					
2	30~					
3	35~					
4	40~					
5	45~49					
合计						

问题 6: 请计算年龄调整的 χ^2_{MH}、OR_{MH} 及其 95%CI,并与年龄调整前的 OR 值进行比较,说明年龄对口服避孕药与心肌梗死关系混杂作用的程度。

问题 7: 根据以上分析,对口服避孕药与女性心肌梗死的关系可提出什么假说? 要想进一步验证此假说,还可进行哪些研究?

问题 8: 在病例对照研究中可用哪些方法来预防和控制混杂偏倚?

为了同时控制多个因素可能的混杂作用,Shapiro 等人还进行了多因素 Logistic 回归分析,调整的变量包括年龄、每天吸烟支数、体重、糖尿病、血脂异常、高血压、心绞痛以及就诊医院等,结果显示口服避孕药与心肌梗死之间的关联仍然存在。

（朱 红　齐秀英）

实习 6

实验流行病学研究

【目的】　了解实验流行病学的基本概念;掌握现场试验研究设计的基本原则与步骤;掌握预防接种效果评价的常用指标,学会预防接种计划的制订和实施方案的设计。

【时间】　3~4 学时

一、流行病学实验设计评价

【课题一】　在学校室外活动时间对于儿童近视的影响:一项随机临床试验。

1. 背景资料　近视已经在东亚和东南亚部分城市广泛流行。这些地方,高中毕业生中大约有 80%~90% 都有不同程度的近视,其中约 20% 为高度近视。由于需要校正屈光不正,近视给个人和社会带来沉重的负担。此外,早发近视可能导致高度近视,如果发展为黄斑变性等病理改变,治疗费用也相当昂贵。目前尚没有预防近视的有效干预措施。尽管低剂量阿托品滴眼、使用矫正镜片能够延缓近视的进程,但是其作用也相当有限。

近年来有研究提示室外活动可能预防近视的发生,但是缺乏随机临床试验为卫生政策的制订提供充足的高质量的证据。2015 年 9 月 15 日的 *JAMA* 刊载了一项研究,旨在评估学校室外时间增加对预防新发近视的效果。该研究于 2010 年 10 月至 2013 年 10 月对中国广州 12 所小学的一年级学生进行整群随机试验。

2. 研究设计　本研究在广州开展,以学校为基础,采用整群随机试验设计,目的是探讨在 3 年时间内,增加户外活动时间对于预防近视的效果。研究通过伦理委员会审核,获得研究对象知情同意。

从 1987 年开始,广州市 30 所公立小学所有年级的学生每年都会进行视力检查,学校分布于广州市 6 个区。2009 年年初,本研究对上述 30 所小学发出试验邀请,其中一所学校由于视力检查数据不完整被排除,剩余 29 所根据 2008 年一至六年级各级学生正常视力者所占比例,将这些小学分为 6 层,其中 5 层各有 5 所小学,剩余 1 层有 4 所。每层中随机选择两所学校,一所进入干预组,一所进入对照组。干预组和对照组由于来自同一层,因此,儿童纵向视力减退(即随着时间的推移,儿童群体的视力情况是在减退的)在两组是匹配的,这一因素与儿童近视有密切关系。随机化采用 SAS9.2 进行简单随机抽样。

之所以选择整群随机抽取学校,是因为学校可以通过修改课程表来改变学生行为。以班为单位进行随机也考虑过,但是由于研究包括对家长的宣传和教育,班级为单位不够可行。

基线数据在儿童一年级(6~7 岁)时收集,每年进行随访,直到四年级。

在 6 所受干预学校(n = 952 例学生)中,每个教学日额外增加 1 节 40 分钟的室外活动课,并鼓励家长在放学后让他们的孩子参加室外活动,尤其是在周末和节假日。6 所对照学校(n = 951 例学生)的儿童和家长维持其日常活动模式。

主要结局是基线无近视的学生 3 年累积近视发病率(定义为儿童屈光不正等效球镜 ≤ -0.5 屈光度[D])。次要结局是所有学生的球面等效折射率和轴向长度的变化,使用意向治疗原则进行分析。右眼数据用于分析。

3. 研究流程　研究流程如图 6-1。

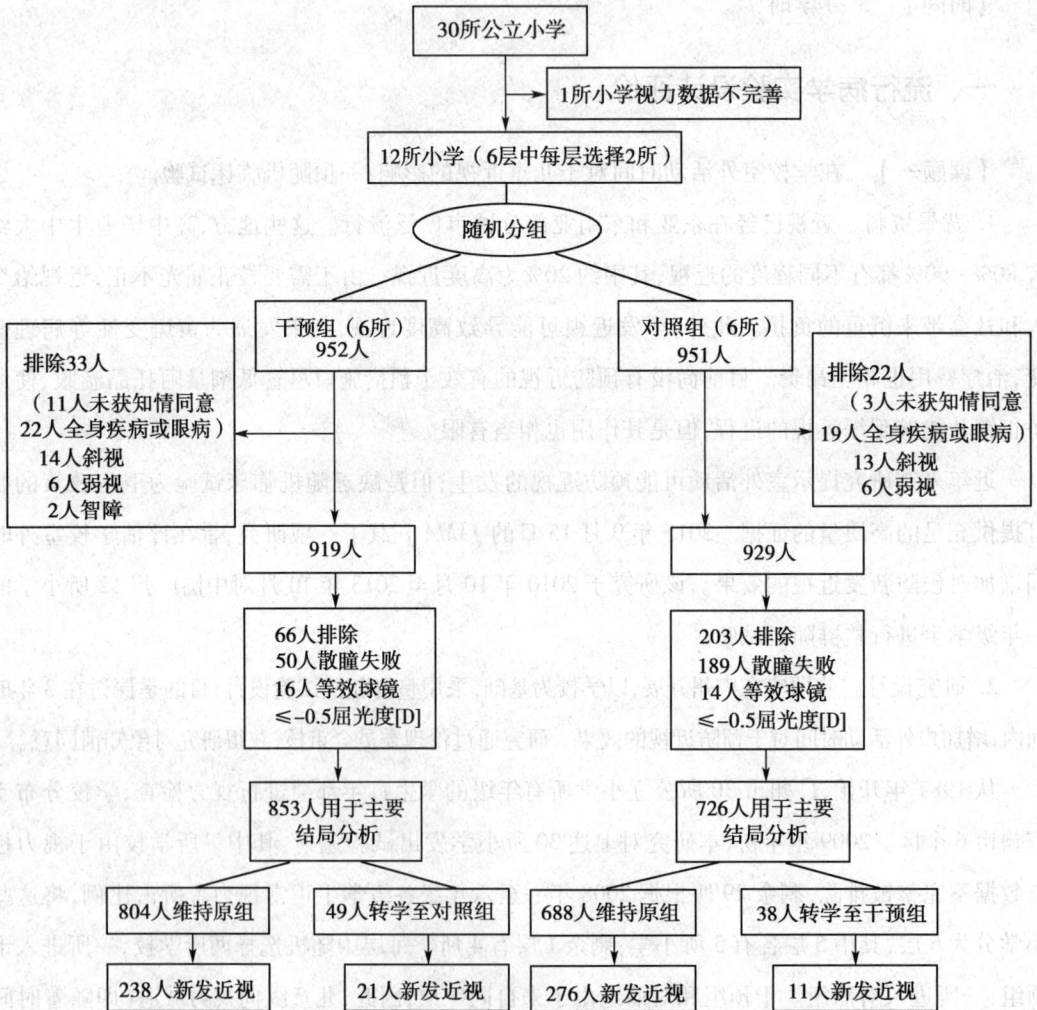

图 6-1　研究流程图

4. 研究人群　研究人群特征比较见表6-1。

表 6-1　干预组和对照组研究人群基线构成比较

	干预组($n=919$)[a]	对照组($n=929$)[a]	P 值
年龄,均数(s)(岁)	6.61(0.33)	6.57(0.32)	0.01
男孩,人数(比例)(%)	489(52.58)	509(54.61)	0.38
身高,均数(s)(cm)	120.29(0.17)	120.51(0.16)	0.36
体重,均数(s)(kg)	22.54(0.15)	22.56(0.14)	0.93
体质指数 BMI,均数(s)[b]	15.48(0.07)	15.45(0.07)	0.71
佩戴眼镜,人数(比例)(%)	47(5.11)	40(4.31)	0.41
未校正视力,中位数(IQR)	0.80(0.80-0.80)	0.80(0.80-1.00)	0.16
等效球镜,均数(s)(D)[c]	1.30(0.97)	1.26(0.81)	0.42
近视患病率,近视人数/总人数(%)[c]	16/869(1.84)	14/740(1.89)	0.94
轴向长度,均数(s)(mm)	22.60(0.71)	22.66(0.70)	0.05
角膜曲率半径,均数(s)(D)	43.54(1.64)	44.42(1.40)	0.08
校外室外活动时间,中位数(IQR)(分钟/天)	46.1(30.00~68.04)	46.07(30.00~67.50)	0.34
父母亲近视,人数(比例)(%)			
父母均无近视	376(46.36)	273(40.21)	0.001
一方近视	306(37.73)	245(36.08)	
双方近视	129(15.91)	161(23.71)	

s:标准差,IQR:四分位数间距

a:获得知情同意并完成基线检查的学生右眼数据

b:BMI=体重(kg)/身高(m)^2

c:仅来源于散瞳验光的学生右眼数据

5. 结果　干预组儿童数为952例,对照组儿童951例,平均年龄(s)为6.6(0.34)岁。排除未获得父母知情同意、基线有全身或眼部病理性改变、散瞳失败等情况,干预组和对照组用于主要结局分析的人数分别为853人、726人,其中干预组有49人转学至对照组、对照组有38人转学至干预组。两组近视新发病例数详见图6-1。表6-2为3年随访后结局的概况,请根据图6-1计算干预组和对照组的近视累积发病率,比较两组差异是否具有统计学显著性,并将结果填入表6-2中。该表同时提供本研究次要结局比较情况。

表6-2 3年随访后结局概况[a]

	干预组	对照组	P值
近视累积发病率[b]			
累积改变,均数(95%CI)			
等效球镜,D	−1.42(−1.58~−1.27)	−1.59(−1.76~−1.43)	0.04
轴向长度,mm	0.95(0.91~1.00)	0.98(0.94~1.03)	0.07

a:所有结局均以右眼为基础计算;

b:累积发病率为新发累积近视病例数/参与分析的总人数

问题1:本研究属于哪种类型的流行病学研究?

问题2:本研究选择试验现场及对象是否合适?

问题3:本研究所采用的随机分组方法具体为哪一种随机方法? 其优势与劣势如何?

问题4:本研究关于盲法怎么考虑?

问题5:你对干预组和对照组可比性资料是否满意? 为什么?

问题6:本研究使用意向治疗分析,请回答其分析思路及其特点。

问题7:你认为本研究还有哪些不完善的地方?

问题8:你认为从本研究结果可以得出哪些结论?

问题9:请总结该类试验研究设计的特点。

二、预防接种效果评价

(一)疫苗安全性及效果的评价

【课题二】 肠道病毒71型(EV71)是人类肠道病毒的一种。EV71感染可引起多种疾病,其中以手足口病最为常见。2007年以来,EV71感染相关手足口病在我国婴幼儿人群中持续流行,发病率高,并导致一定比例的患儿死亡。2008—2015年,我国共报告手足口病约1380万例,平均年发病率为147/10万,报告重症病例约13万例,死亡3300多人;有实验室病原学诊断结果的手足口病病例中,EV71、柯萨奇A组16型(CV-A16)和其他肠道病毒阳性比例分别为44%、25%和31%,其中,重症病例中EV71阳性占74%,死亡病例中EV71阳性占93%。因此,研发EV71疫苗并评价其安全性和有效性的任务迫在眉睫。

2014年2月新英格兰医学杂志同期刊发我国学者分别进行的两项EV71灭活疫苗的流行病学实验(现场试验)。其中一项研究来自我国江苏省,研究设计为随机双盲安慰剂对照的多中心试验(Ⅲ期试验),共纳入10 077名6~35月龄的健康儿童。按0、28天的免疫程序,采用区组(10人)随机,1:1分配研究对象接种EV71疫苗或安慰剂,随访监测12个月,主要结局指标是EV71相关的手足口病或咽峡炎发病率,结果见表6-3至表6-4。

表 6-3　EV71 疫苗接种效果评价

结局	疫苗接种组 (4973.2 人年)		安慰剂组 (4873.0 人年)		保护率 (%)	效果指数
	新发病例	发病密度 (/1000 人年)	新发病例	发病密度 (/1000 人年)		
EV71 相关手足口病或疱疹性咽峡炎	5		94			
手足口病	5		90			
疱疹性咽峡炎	0		4			
EV71 相关住院事件	0		24			
EV71 相关合并神经系统并发症的手足口病	0		8			
EV71 所有相关疾病	13		106			

表 6-4　EV71 疫苗接种安全性评价

不良反应*	疫苗接种组(5044 人)		安慰剂组(5033 人)	
	发生数	发生率(%)	发生数	发生率(%)
严重不良反应				
注射后 28 天内	45		47	
注射后 14 个月内	111		131	
注射后 7 天内其他不良反应				
任意不良反应	2593		2639	
三级不良反应	150		158	

* 各类不良反应在文中均有明确的定义,不做赘述

　　为评价 EV71 中和抗体(neutralizing antibody)水平,该文又在部分受试者中探索性地分析中和抗体的变化。疫苗接种组和安慰剂组受试者在基线时中和抗体滴度水平较低且水平相似。但是在两次注射 EV71 疫苗之后,到第 56 天,中和抗体水平在两组的差异具有统计学显著性,详见表 6-5。

表 6-5　EV71 疫苗接种抗体反应评价

抗体反应	疫苗接种组	安慰剂组
第 0 天		
受试者人数	579	571
抗体几何平均滴度(GMT)——值(95%CI)	7.5(6.6~8.5)	8.2(7.2~9.4)
滴度≥1:8 的受试者所占比例——%(95%CI)	15.0(12.2~18.2)	18.0(15.0~21.4)
滴度≥1:16 的受试者所占比例——%(95%CI)	14.3(11.6~17.5)	17.3(14.3~20.7)
滴度≥1:32 的受试者所占比例——%(95%CI)	13.8(11.1~16.9)	16.1(13.2~19.4)

续表

抗体反应	疫苗接种组	安慰剂组
第56天		
受试者人数	579	571
抗体几何平均滴度（GMT）——值（95%CI）	165.8（145.9~188.5）	8.9（7.7~10.3）
血清抗体阳转率——%（95%CI）	88.1（85.2~90.6）	2.8（1.6~4.5）
滴度≥1∶8的受试者所占比例——%（95%CI）	98.8（97.5~99.5）	19.6（16.4~23.1）
滴度≥1∶16的受试者所占比例——%（95%CI）	97.1（95.2~98.3）	18.4（15.3~21.9）
滴度≥1∶32的受试者所占比例——%（95%CI）	91.4（88.8~93.5）	16.8（13.8~12.1）

* 血清抗体阳转：抗体滴度低于1∶8的受试者在接种疫苗或安慰剂后，抗体滴度水平≥1∶8，或者抗体滴度增加不小于4。第0天两组所有比较差异均不具有统计学显著性（$P>0.05$），第56天两组所有比较差异都具有统计学显著性（$P<0.001$）

问题1：本研究中使用了哪种随机方法？其特点如何？

问题2：本研究中使用了何种对照方法？其特点如何？

问题3：请计算表6-3中EV71相关疾病或事件的发生率。

问题4：经检验，除疱疹性咽峡炎之外，其他EV71相关疾病或事件的发生率在疫苗组和安慰剂组差异有统计学意义。请分别计算EV71疫苗的效果指数和保护率。

问题5：疫苗（不仅限于EV71疫苗）副反应的主要表现形式有哪些？其发生原因是什么？

问题6：请计算表6-4中各类不良反应发生率。

问题7：请结合表6-5解释如何计算抗体阳转率和抗体几何平均滴度？

问题8：请结合本例对EV71疫苗进行评价。

问题9：疫苗质量评价的重要性有哪些？

（二）预防接种成本-效益分析

疫苗在人群中的普遍推广应用，不仅要求疫苗安全有效，而且应有较低的成本和较高的收益。成本-效益分析（cost-benefit analysis）就是通过对成本和效益两方面分别进行计算和相互比较，从整个社会角度来考察某项预防接种计划的收益。

常用的指标及计算方法如下：

$$净效益（net benefit，NB）=（年直接效益+年间接效益）-年成本投资$$

$$效益成本比（BCR）=总效益/总成本$$

$$直接BCR=直接效益/总成本$$

【课题三】 某学者选择乙型肝炎高、中、低流行区对接种乙肝疫苗（10μg×3）达到一定保护率水平所需的成本与效益进行分析，结果见表6-6。

表 6-6　不同地区乙肝疫苗预防接种的效益（万元）

地区	接种乙肝疫苗总成本	直接效益	间接效益	净效益	BCR	直接 BCR
高流行区	18	286	683			
中流行区	22	345	1571			
低流行区	42	562	1852			

问题 1：计算不同流行区乙肝疫苗接种的净效益、效益成本比（BCR）和直接 BCR，并简述其意义。

为便于不同地区间的比较，作者选择了我国几种主要新生儿免疫策略及相应保护率进行评估，以表 6-7 所列标准作了综合权重评分，最终得到各流行区不同接种剂量的免疫策略综合评分（表 6-8）。

表 6-7　乙肝疫苗免疫策略评估标准权重值

标准	HBsAg 阳性下降幅度	BCR	直接 BCR	净效益
A	4	3	2	1
B	4	2	1	3
C	4	3	0	3
D	0	4	3	4

表 6-8　不同流行区乙肝疫苗免疫策略的综合评分

免疫策略	高流行区				中流行区				低流行区			
	A	B	C	D	A	B	C	D	A	B	C	D
10μg×3	97.3	96.2	96.2	107.9	97.3	96.2	96.2	107.9	97.3	96.3	96.3	108.0
10μg×3+HBIG	83.4	89.8	89.9	86.5	80.5	88.1	88.1	82.4	78.1	86.8	86.8	79.0
30μg+10μg×2	93.1	95.9	95.9	100.4	92.6	95.6	95.6	99.6	90.8	94.5	94.5	97.1
20μg×3+HBIG	91.4	94.8	94.8	97.9	91.2	94.7	94.7	97.9	89.6	93.7	93.7	95.4

问题 2：根据综合评分结果，请你选择乙肝疫苗的最佳策略。

注：综合评分 = $\sum$（每种策略各指标等级评分×相应权重）

　　　等级评分 =（某策略某指标的估算值/所有各策略中该指标的最大值）×10

（三）预防接种效果评价实验设计

【课题四】　水痘疫苗在我国上市后被某地作为第二类疫苗自费自愿接种，接种医生按照说明书"1 岁以上儿童接种 1 剂次"应用，没有统一的接种程序。2010 年该地拟开展水痘疫苗的现场试验研究,目的探讨"学龄前儿童按照统一的免疫程序接种2剂次水痘疫苗(满18月龄接种首剂、满4岁接种第2剂)"的效果评价。据以往疫情监测资料显示,当地水痘的平均年发病率为100/10万,文献报道实施2剂次水痘疫苗免疫程序后平均年发病率约为70/10万。

问题:请拟定一份水痘疫苗效果现场试验考核计划。

主要内容包括:

(1)实施疫苗效果现场试验考核的目的和意义;

(2)现场选择应遵循的原则;

(3)选择何种人群,观察人数的确定与分组;

(4)实施的主要步骤;

(5)选择何种指标进行效果评价;

(6)实施质量控制要求。

三、实验流行病学研究中的伦理问题

【课题五】 案例一:1956年,Saul Krugman教授在美国纽约州的Willowbrook State School给在校青少年注射含温和性肝炎病毒血清来预防肝炎,结果造成了肝炎的传播,该研究在注射前给每个孩子的家长发了一份知情同意书,有家长的签字,但当时没有专门的委员会对该项目进行伦理学审查。

案例二:20世纪60年代之前,激素替代治疗(hormone replacement therapy,HRT)未获得广泛应用,很大程度是出于对其致癌效应的担忧。随着妇科医生Wilson对雌激素益处进行的宣传和大众传媒的介入,越来越多的女性要求从医生那里获得雌激素,其使用人群迅速增长。然而随着雌激素的广泛应用,一个有害效应出现了,子宫内膜癌的病例开始增加,这导致了雌激素的使用大大减少。研究发现同时加入孕激素可以抵消雌激素致子宫内膜癌效应,同时,20世纪80年代,流行病学和生物学证据提示雌激素可能具有心脏保护作用,HRT再次获得了广泛应用。之后的研究陆续发现HRT可能增加乳腺癌、血栓甚至冠心病事件的危险。

在这样的背景下,美国国立卫生研究院(NIH)开展了一项大规模随机化临床试验(Women's Health Initiative,WHI)。在1993—1998年间,有161 809名50~79岁的绝经妇女参加WHI项目。在经过了平均5.2年的随访之后,获得了一系列重要的研究结果:HRT组结肠直肠癌、髋部骨折、脊椎骨折显著下降,而乳腺癌、心脏疾病、脑卒中和静脉血栓栓塞明显增加。由于乳腺癌的危险增加,这一研究于2002年7月被NIH提前3年终止,同时600万名服用HRT药物倍美安(Prem-pro)的女性被劝告与她们的医生一起重新考虑是否继续使用这一药物。坏消息还未结束,2003年,WHI研究结果进一步提示HRT组整体生活质量和认知功能与对照组相同,更糟糕的是,HRT

组 65 岁以上女性痴呆的危险增加了一倍。WHI 研究结果揭晓后,美国 HRT 的使用以每季度 18%的速率下降。

　　问题:请结合两个案例讨论实验流行病学研究涉及的主要伦理问题。

(高文静　詹思延)

实习 7

筛 检 评 价

【目的】 掌握筛检试验评价的设计方法、指标及其计算方法;掌握筛检方法联合应用的原则;掌握真实性指标、患病率与预测值的相互关系,以及确定截断值的原则;了解筛检的卫生经济学评价指标及综合评价原则。

【学时】 3 学时

一、筛检试验的评价

【课题一】 某研究者为了探讨血浆 *mSETP9* 基因检测在大肠癌筛检方案中的应用价值,为此,他以组织病理学诊断为"金标准",从某医院按纳入排除标准选择研究对象 300 例,包括对照组 200 例,结直肠癌病人 100 例。用 DNA 甲基化检测方法检测两组对象血浆中 *mSETP9* 基因的表达情况,结果判读为阳性(*mSETP9* 基因表达)和阴性(*mSETP9* 基因低或无表达),检测结果见表 7-1。此外,该研究者邀请甲乙两名实验员用同样的方法对这 300 人的血浆进行了 *mSETP9* 基因检测,判断结果总结见表 7-2。

表 7-1　两组人群血浆 *mSETP9* 检测结果

分组	血浆 *mSETP9* 检测结果		合计
	阳性例数(%)	阴性例数(%)	
结直肠癌病人	71(71.0)	29(29.0)	100
对照	8(4.0)	192(96.0)	200
合计	79	221	300

表 7-2　甲乙两位实验员检测血浆 *mSETP9* 的结果

甲的判断	乙的判断		合计
	阳性例数	阴性例数	
阳性例数	120	10	130
阴性例数	20	150	170
合计	140	160	300

问题 1：请简述筛检试验评价应注意的原则。

问题 2：请计算该筛检试验的灵敏度与特异度、正确指数、阳性和阴性似然比，并说明各指标的意义。

问题 3：该方法的可靠性如何？请计算相关指标，并说明意义。

问题 4：通过上述资料可否直接估计筛检方法的阳性和阴性预测值？如果可以，请计算；若不行，请说明理由。

【课题二】　结直肠癌是我国常见恶性肿瘤之一，开展人群结直肠癌筛查能有效降低结直肠癌的发病率和死亡率。某市拟在人群中开展粪便潜血试验（FOBT）筛检结直肠癌的方法评价，研究者在 40~74 岁的户籍居民中开展了筛查研究，结直肠癌诊断的金标准为镜检及组织病理学检查。筛检流程及相应的人数见图 7-1。

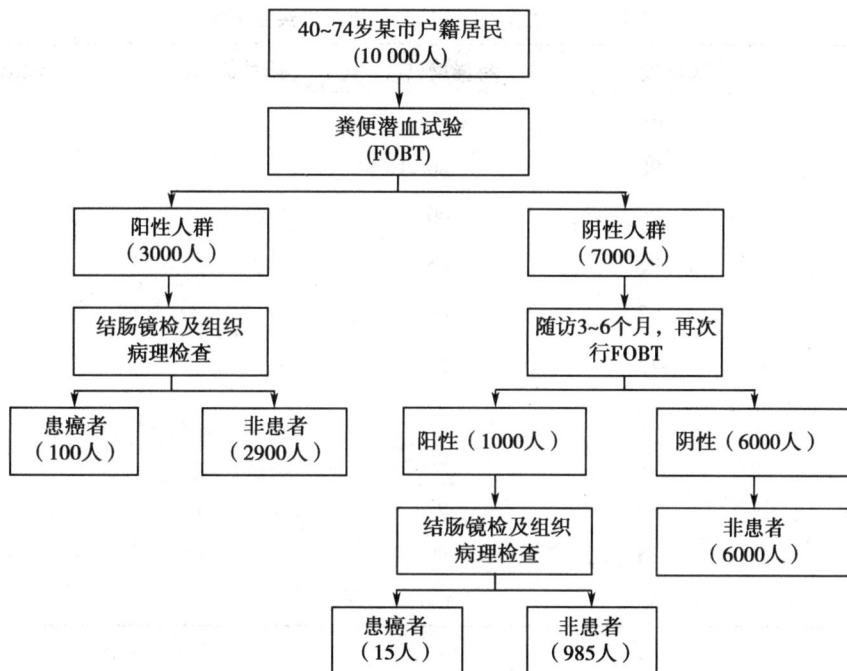

图 7-1　结直肠癌筛检流程及人数

问题 1：该筛检试验评价金标准是什么（请按初筛的阳性人群和阴性人群分别说明）？请说明初筛阴性者的判断流程是否合适。

问题 2：请计算该筛检试验的灵敏度、特异度、约登指数、阳性和阴性似然比。

问题 3：（1）请计算该筛检试验的阳性和阴性预测值。

（2）如果在开展人群 FOBT 筛查之前，用高危因素初筛问卷将社区人群分为高风险人群和低风险人群，估计高风险人群的患病率为 10%。请计算在高风险人群中开展 FOBT 筛查的阳性和阴性预测值。

（3）根据以上计算结果给出你的结论。

问题 4：如果以该筛检人群为基础对 FOBT 的筛检效果进行长期评价，还应如何完善该筛检流程？

【课题三】　地中海贫血是由于珠蛋白基因缺失或者点突变所致的遗传性进行性溶血性疾病，属于单基因常染色体隐性遗传病。该疾病尚无有效的治疗方法，产前筛查及产前基因诊断是避免重型地中海贫血婴儿出生的唯一有效方法。基因诊断是地中海贫血确诊的"金标准"，但由于其成本高、耗时长及操作复杂等特点，需在正式诊断前对高危地区的孕妇开展初筛。地中海贫血患者的血液学表现主要为小细胞低色素性贫血，因此临床上可用平均红细胞血红蛋白量（MCH）作为地中海贫血表型筛查指标。对 MCH 指标，研究者设定了一系列截断值，并根据筛检结果计算出了对应的灵敏度和特异度，参见表 7-3。

表 7-3　受试者 MCH 检测结果的真实性指标

MCH(pg)	灵敏度(%)	特异度(%)	阳性似然比	阴性似然比
28	100	2		
29	98	20		
30	95	40		
31	92	65		
32	87	80		
33	75	85		
34	60	92		
35	50	95		
36	40	97		
37	35	99		
38	30	100		

问题 1：假设该人群的地中海贫血患病率为 10%，MCH 截断值分别取 30pg 和 34pg 时，分别计算以上两种情况下的阳性预测值和阴性预测值。

问题 2：绘制受试者工作特征曲线（ROC），计算各截断值下的阳性和阴性似然比，结合图形和真实性指标，根据该曲线你觉得 MCH 测量值筛检 α 地中海贫血的最佳截断值是多少比较合适？

问题 3：筛检试验最为理想的是灵敏度和特异度均达到 100%，但在现实中用于筛检的指标在患者和非患者的分布通常有重叠。图 7-2 为人群中病人和非病人的分布模式图，如果 α 地中海病人和非病人的 MCH 测量值在 H 点（32pg）和 X 点（36pg）重叠。你认为 MCH 测量值的截断值如何选取较为合适？

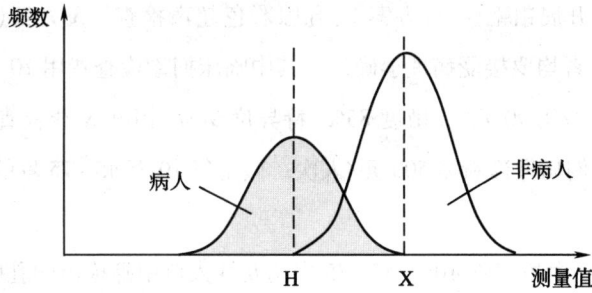

图 7-2　人群中病人和非病人的分布模式图

问题 4:结合问题 2 和问题 3,总结选取截断值的原则。

问题 5:通过课题二和三的学习,试总结疾病的患病率、筛检试验的灵敏度和特异度和阳性预测值和阴性预测值的关系。

问题 6:该筛检对于预防婴儿地中海贫血来说,属于哪一级预防措施?

【课题四】　在实施筛检时,可采用多项筛检试验检查同一受试对象,以提高筛检的灵敏度或特异度,增加筛检的收益,这种方式称为联合试验。将全部筛检试验结果均为阳性者才定为阳性的联合试验称为串联检验,将全部筛检试验中任何一项筛检试验结果阳性就可定为阳性称为并联试验。为探讨 EB 病毒抗体 VCA-IgA 及其 DNA 联合检测在鼻咽癌筛查中的价值,某医生选择了某医院就诊的病人 500 例,其中鼻咽癌患者 200 例,非鼻咽癌患者 300 例,分别对其进行 VCA-IgA 检测与 EBV DNA 检测,其检测结果如表 7-4 所示。

问题 1:请分别计算单纯的 EBV DNA 检测、VCA-IgA 检测的灵敏度及特异度、并联试验与串联试验的灵敏度及特异度。

问题 2:同单纯某一项筛检试验相比,联合试验的灵敏度和特异度有何改变?

问题 3:鼻咽癌的普查工作,你认为是采用某一项试验,还是联合试验中某一组合? 为什么?

表 7-4　EBV DNA 与 VCA-IgA 联合试验筛检鼻咽癌结果

EBV DNA	VCA-IgA	鼻咽癌病人	非鼻咽癌病人
+	−	20	63
−	+	36	42
+	+	140	9
−	−	4	186
合计		200	300

二、筛检方案的卫生经济学评价

【课题五】　有研究者对两种筛检乳腺癌的方案进行卫生经济学评价。方案 A:医生进行临床扪诊,再对阳性者开展钼靶检查;方案 B:乳腺彩色超声检查。A 方案(钼靶)和 B 方案(超声)的最后环节的阳性者均要接受病理学确诊。其中临床扪诊检查费用 10 元,灵敏度 65%,特异度 80%;乳腺超声检查费用 90 元,灵敏度 85%,特异度 98%;钼靶 X 线检查费用 240 元,灵敏度 90%,特异度 99%。一例病理诊断需 500 元/人次。假定每 10 万 45~75 岁的女性人口中,有乳腺癌 100 人。

　　问题 1:计算以上两种方案在 10 万 45~75 岁的女性人口中筛检出的乳腺癌例数。

　　问题 2:计算以上两种方案在 10 万 45~75 岁的女性人口中筛检乳腺癌的成本。

　　问题 3:计算以上两种方案在 10 万 45~75 岁的女性人口中每检出一例乳腺癌的费用(成本-效果比)。

　　问题 4:根据上述计算结果,可否对人群乳腺癌筛检方案进行选择? 选择筛检方案还需要考虑哪些方面?

(李佳圆　黄　源)

偏倚及其控制

【目的】 了解或掌握流行病学研究中偏倚的类型及常见偏倚的测量与控制方法。

【时间】 3~6 学时

一、选择偏倚

【课题一】 Robin 等采用病例对照研究设计对比分析了不同来源研究对象估计某些因素与疾病关系的研究结果,一个以社区人群为研究对象(病例和对照均来自社区人群),另一个以该社区医院病例为研究对象(病例和对照均来自医院)。表 8-1 为药物与疾病关系的病例对照研究的 OR 值。

表 8-1 不同来源研究对象估计药物与疾病关系的 OR 值

药物	疾病	研究对象	
		社区人群	医院病例
水杨酸类药	过敏	1.15	0.18
水杨酸类药	疲乏	2.09	0.72
轻泻药	运动骨骼系统疾病	1.53	5.07
轻泻药	关节炎风湿性病	1.48	5.00
安眠药	循环系统疾病	6.38	3.27
维生素类药	过敏	1.76	0.00
维生素类药	外伤	0.61	1.92
心脏病类药	循环系统疾病	30.65	19.17
心脏病类药	关节炎风湿病	3.46	49.92

问题 1:表 8-1 中两个不同来源研究对象研究结果差异的可能原因是什么?

问题 2:在流行病学研究过程中,如何控制该种偏倚?

【课题二】 某些报道显示,橡胶行业工人不但总死亡率较一般人群高,而且肿瘤、心血管等疾病死亡率也有升高的趋势。为了进一步探讨该种职业暴露对人类健康的危害,McMichael 等在美国俄亥俄州的一个轮胎生产工厂,选择在岗及退休男性工人 6678 人作为暴露组,进行了回顾性队列研究。观察期间为 1964—1972 年共 9 年时间。以国家卫生统计中心编制的 1968 年美国男性年龄别死亡率作参比。表 8-2 是同时期与钢铁工人、俄亥俄州人口及美国全国人口相比较的橡胶工人全死因死亡率;表 8-3 是暴露组观察期间各年龄组的观察死亡数与以 1968 年美国男性年龄别死亡率作参比计算的期望死亡数之比;表 8-4 是暴露组在岗工人及全部队列人口某些死因的标化死亡比(standardized mortality ratio,SMR)。由表 8-2 可见,橡胶行业工人的全死因死亡率皆低于俄亥俄州人口的全死因死亡率及美国全国人口的全死因死亡率;由表 8-3 及表 8-4 可见,某些年龄组及某些死因的观察死亡数低于其期望死亡数。

表 8-2   种族调整的年龄别全死因死亡率(1/10 万人年)

年龄组(岁)	橡胶工人	钢铁工人	俄亥俄州人口	美国全国人口
45~	852	907	940	980
55~64	2317	2166	2365	2370

表 8-3   年龄别死亡比

年龄组(岁)	暴露组观察人年数	观察死亡数	美国男性死亡率(1/10 万)	期望死亡数	观察死亡数/期望死亡数
40~	2642.0	17	486.8	12.9	1.318
45~	6388.5	42	767.0	49.0	0.857
50~	7108.5	73	1224.0	87.1	0.838
55~	7394.0	144	1914.9	141.6	1.017
60~	8015.0	213	2923.4	234.3	0.910
65~	7931.5	341	4258.3	337.7	1.010
70~	6496.5	385	6453.1	419.2	0.918
75~	3851.5	357	8653.8	333.3	1.071
80~84	1519.0	211	12073.9	183.4	1.150
40~64	31548.0	489	–	524.9	0.932
65~84	19798.5	1294	–	1273.6	1.016
40~84	51346.5	1783	–	1798.5	0.991

表 8-4   在岗职工及全部观察人口某些死因的 SMR

死因	在岗职工(40~64 岁)			全部观察人口(40~84 岁)		
	观察死亡数	期望死亡数	SMR	观察死亡数	期望死亡数	SMR
全死因	489	524.9	0.93	1783	1789.5	1.00
全肿瘤	110	108.9	1.01	351	336.9	1.04
恶性肿瘤	108	107.3	1.01	344	333.3	1.03

续表

死因	在岗职工（40~64 岁）			全部观察人口（40~84 岁）		
	观察死亡数	期望死亡数	SMR	观察死亡数	期望死亡数	SMR
胃癌	12	5.5	2.18	39	20.9	1.87
大肠癌	10	8.3	1.20	39	31.8	1.23
直肠癌	2	3.3	0.61	7	11.7	0.60
胰腺癌	4	6.4	0.63	17	19.8	0.86
呼吸系统癌症	33	45.8	0.72	91	109.3	0.83
前列腺癌	6	4.1	1.46	49	34.4	1.42
膀胱癌	2	2.5	0.80	9	12.3	0.73
脑、神经瘤	1	3.5	0.29	4	5.9	0.68
淋巴肉瘤	6	2.4	2.50	14	6.2	2.26
白血病	11	3.5	3.14	16	12.5	1.28
糖尿病	13	8.3	1.57	43	30.0	1.43
缺血性心脏病	211	205.9	1.02	737	741.4	0.99
脑血管病	26	30.6	0.85	182	176.5	1.03
动脉粥样硬化	4	1.8	2.22	34	22.1	1.54
慢性呼吸疾病	13	13.6	0.96	53	55.4	0.96
肝硬化	14	17.8	0.79	35	28.6	1.22
外伤、中毒	20	34.0	0.59	42	66.9	0.63
自杀	10	9.5	1.05	17	16.7	1.02
其他	69	94.5	0.73	289	324.0	0.89

问题 1：根据上述资料，如何解释全死因及其他一些死因观察死亡数低于期望死亡数的现象？根据以上数据是否能说明橡胶行业职业暴露对人群健康不但没有危害而且还有保护作用，为什么？

问题 2：在研究某些职业暴露的危害时，以一般人口作参比易受"健康工人效应"的影响，如何控制该种偏倚的产生？

【课题三】 Lars 等随机抽取社区人群中年男子共 3 万人进行冠心病的一级预防实验研究。将研究对象分为 3 组，每组 1 万人。一组为干预组，另两组作为对照组。作者着重分析了干预组的调查资料，在干预组共发出 9968 份调查表，得到 7455 人答复，应答率为 74.8%，作者对干预组中应答者与无应答者的随访资料进行了比较，部分结果见表 8-5。

表 8-5 干预组应答者与无应答者随访死亡人数

死因	应答者($n=7455$)	无应答者($n=2513$)
冠心病	17	12
肿瘤	10	10
意外事故	5	6
自杀	5	4
其他	14	20
感染	2	5
脑血管病	6	1
酒精中毒	2	4
慢性呼吸系统疾病	2	1
非冠心病心脏病	1	3
肝硬化	0	4
肺栓塞	1	0
尿毒症	0	1
消化性溃疡穿孔	0	1
合计	65	72

问题 1：你认为根据 7455 例应答者的资料能否反映干预组的真实情况？为什么？

问题 2：在流行病学调查研究过程中，可能产生无应答偏倚的原因有哪些？

问题 3：如何控制与处理无应答偏倚？

【课题四】 在 Framingham Heart Study 的研究中，采用队列研究获得血清胆固醇与冠心病关系的结果不同于另一项病例对照研究的结果，具体结果见表 8-6。

表 8-6 血清胆固醇与冠心病关系的两种不同研究结果

胆固醇水平	队列研究[*]			病例对照研究[**]		
	到第6次检查时为止，总共发生新冠心病人数	到第6次检查时为止，未发生新冠心病人数	合计	第6次检查时现患冠心病人数	第6次检查时不患冠心病人为对照	合计
≥75%	85	462	547	38	34	72
<75%	116	1511	1627	113	117	230
合计	203	1973	2174	151	151	302
OR(95%CI)	2.40(1.78,3.32)			1.16(0.68,1.97)		

注：[*]胆固醇值系第 1 次检查时的观测值，[**]胆固醇值系第 6 次检查时的观测值

问题 1:病例对照研究和队列研究所获的联系强度有较大的差别,你认为哪一结果可靠些? 并解释其原因。

问题 2:造成这种差别主要是什么偏倚?

问题 3:这种偏倚的方向和主要来源是什么?

二、信息偏倚

【课题五】　为了研究孕妇腹部 X 线暴露与小儿白血病之间的关系,有学者选择了在某地儿童医院患白血病的 251 名住院儿童作为病例组,选择了在同一医院住院、相同社会阶层、同一年龄组、相同出生地的 251 名其他病患儿童作为对照组,进行了病例对照研究。两者皆以相同调查表、经过相同培训的调查员、以相同询问方式调查母亲孕期腹部 X 线暴露情况,结果见表 8-7。同时为了了解研究对象所提供的过去暴露史的准确性,对部分研究对象比较了医院病历记录 X 线照射史与母亲回忆 X 线照射史,结果见表 8-8。

表 8-7　孕妇腹部 X 线暴露与小儿白血病之间的关系

	病例(%)	对照(%)	合计
暴露	72(28.7)	58(23.1)	130
非暴露	179(71.3)	193(76.9)	372
合计	251	251	502

表 8-8　不同方法获得的孕妇腹部 X 线照射史

医院记录	患儿母亲回忆			合计
	照射 X 线	未照射 X 线	不清楚	
照射 X 线	24	10	3	37
未照射 X 线	2	31	5	38
合计	26	41	8	75

问题 1:根据表 8-7 资料,分析孕妇腹部 X 线暴露与小儿白血病之间的关系。

问题 2:根据表 8-8 资料,以照射 X 线与未照射 X 线为依据,计算患儿母亲对暴露史回忆的灵敏度与特异度。

问题 3:根据以上计算的灵敏度及特异度,并假定病例组与对照组母亲回忆的灵敏度和特异度一致,将表 8-7 资料计算的 OR 值予以校正,并对偏倚的大小与方向予以测量。

问题 4:在进行病例对照研究时,应如何避免此种偏倚?

【课题六】　某人进行了一项口服避孕药与心肌梗死关系的病例对照研究,选取了病例组和对照组各 100 例,调查所得研究因素的暴露情况与实际情况的资料整理如表 8-9。

表 8-9   两组调查所得暴露情况与实际暴露情况

调查所得暴露情况	实际暴露情况					
	病例组			对照组		
	+	−	合计	+	−	合计
+	54	12	66	27	21	48
−	6	28	34	3	49	52
合计	60	40	100	30	70	100

问题 1: 分别计算病例组和对照组调查所得暴露情况的灵敏度和特异度,并判断错误分类的类型。

问题 2: 依据以上计算的灵敏度及特异度,计算校正的联系强度。

问题 3: 根据上述资料,对存在的偏倚大小与方向予以测量。

【课题七】   在一项队列研究中,暴露组和非暴露组某病发病的真实情况的分布如表 8-10,现假设某研究者对暴露组与非暴露组分别采用了真实性不同的两种方法去确定疾病,暴露组所用方法的正确指数=0.6,假阳性率=0.3;非暴露组所用方法的正确指数=0.5,假阳性率=0.1。

表 8-10   暴露组和非暴露组某病发病的真实情况

	暴露组	非暴露组	合计
发病	60	30	90
未发病	40	70	110
合计	100	100	200

问题 1: 此项研究结果会出现何种偏倚?

问题 2: 根据上述资料,对存在的偏倚大小与方向予以测量。

三、混杂偏倚

【课题八】   为研究饮酒与高血压之间的关系,山东医科大学流行病学教研室于 1992 年在社区人群筛检的基础上,随机选择了 154 名高血压病新病例作为病例组及 583 名正常人作为对照组,进行了病例对照研究。调查了研究对象过去饮酒情况,同时还调查了年龄、性别、体重指数(BMI>24 为超重)等变量。考虑到在分析饮酒与高血压病之间的关系时,体重指数可能是潜在的混杂因素,故需对其加以分析判断,部分资料见下表。表 8-11 是饮酒与高血压病之间关系的未分层资料,表 8-12 是按超重分层后饮酒与高血压病之间的关系,表 8-13 是按饮酒分层后超重与高血压之间的关系,而表 8-14 是按高血压病分层后饮酒与超重之间的关系。

表 8-11　饮酒与高血压之间的关系

饮酒	病例(%)	对照(%)	合计
是	73(47.4)	202(34.6)	275
否	81(52.6)	381(65.4)	462
合计	154	583	737

表 8-12　按超重分层后饮酒与高血压之间的关系

饮酒	超重			不超重		
	病例(%)	对照(%)	合计	病例(%)	对照(%)	合计
是	48(45.3)	72(31.4)	120	25(52.1)	130(36.7)	155
否	58(54.7)	157(68.6)	215	23(47.9)	224(63.3)	247
合计	106	229	335	48	354	402

表 8-13　按饮酒分层后超重与高血压病之间的关系

超重	饮酒			不饮酒		
	病例(%)	对照(%)	合计	病例(%)	对照(%)	合计
是	48(65.8)	72(35.6)	120	58(71.6)	157(41.2)	215
否	25(34.2)	130(64.4)	155	23(28.4)	224(58.8)	247
合计	73	202	275	81	381	462

表 8-14　按高血压病分层后饮酒与超重之间的关系

超重	病例			对照		
	饮酒(%)	不饮酒(%)	合计	饮酒(%)	不饮酒(%)	合计
是	48(65.8)	58(71.6)	106	72(35.6)	157(41.2)	229
否	25(34.2)	23(28.4)	48	130(64.4)	224(58.8)	354
合计	73	81	154	202	381	583

问题 1:根据表 8-11 资料,试分析饮酒与高血压病之间的关系。

问题 2:根据表 8-12 资料,试分析按超重分层后饮酒与高血压病之间的关系。

问题 3:根据上述资料,在研究饮酒与高血压病之间的关系时,超重是否是混杂因素? 为什么?

问题 4:根据上述资料,试对超重所产生的混杂偏倚的大小和方向予以测量。

问题 5:在流行病学调查研究过程中,如何控制混杂因素的混杂作用?

【课题九】　某人进行了一项饮用地面水与直肠癌关系的病例对照研究,考虑到在分析饮用不同水与直肠癌的关系时,居住地点可能是潜在的混杂因素,故将居住地点进一步分为农村和城市,得到表 8-15 数据。

表 8-15 饮用不同水与直肠癌关系的研究

饮用水	农村		城市	
	病例(%)	对照(%)	病例(%)	对照(%)
饮用地面水	20(40.0)	50(25.0)	150(75.0)	30(60.0)
饮用深层水	30(60.0)	150(75.0)	50(25.0)	20(40.0)
合计	50	200	200	50

问题 1:根据上述资料,判断居住地点是否是混杂因素？为什么？

问题 2:试对居住地点所产生的混杂偏倚的大小和方向予以测量。

（靳光付　胡志斌）

实习 9

疾病因果判断

【目的】 理解病因的概念、因果关系的基本条件以及发现和验证病因的原理、法则,学习如何结合 Hill 准则来进行病因推断,并体会不同类型的研究证据在病因推断中的作用及局限性。

【时间】 3 学时

一、反应停与短肢畸形的关系

【课题一】 短肢畸形是一种极其罕见的新生儿畸形,由于患儿的肢体多发育不全或部分缺失,形似海豹,故又称为"海豹肢畸形"。从 1959 年开始至 1961 年间,德国的新生儿短肢畸形病例数突然猛增,而且各个地区都有病例报告。德国各地区大学医学院 1949—1961 年间收治的短肢畸形病例数见表 9-1。

表 9-1 德国各地区大学附属医学院儿科收治的短肢畸形病例数 *

地区	1949—1958	1959	1960	1961
波恩	0	2	19	50
不来梅	0	0	4	20
法兰克福	0	1	4	11
格廷根	0	3	1	10
汉堡	0	1	30	154
海德尔堡	0	2	5	9
基尔	0	2	4	26
慕尼黑	3	4	14	44
蒙斯特	0	3	27	96
合计	3	18	108	420

* 病例包括四肢不全、缺肢、小肢和短肢畸形

问题:表 9-1 的数据提示什么重要问题? 在尚不清楚是何种原因导致这些短肢畸形的情况

下,你将首先从哪些方面着手进行病因研究?

【课题二】　1957 年,一种名叫反应停的新药被批准上市。反应停是一种用于抑制或减轻孕妇妊娠反应的药物,很快被广泛使用。根据短肢畸形的暴发性特征及反应停的上市时间,德国医生 Lenz 认为反应停是导致短肢畸形的可疑原因,经过初步研究,他发现 50% 的患儿母亲在怀孕期间曾服用过反应停。

问题:根据 Lenz 的初步发现,能否认为是反应停导致了新生儿短肢畸形? 为什么? 如何尽快地展开进一步研究和确认?

【课题三】　1961 年,德国的一项病例对照研究比较了 1959 至 1960 年间出生的 41 例短肢畸形患儿的母亲和 300 例健康婴儿的母亲在孕期 4~9 周之间服用反应停的情况,主要结果见表 9-2。

表 9-2　短肢畸形患儿和健康婴儿母亲服用反应停的历史

孕期 4~9 周反应停服用史	病例的母亲	健康婴儿的母亲
有	41	0
无	5	300
合计	46	300

OR:4534. 82,OR 95% CI:246. 25~83 511. 26

问题:由以上资料可以得出什么结论? 该研究类型跟 Mill 法则的哪一条对应? 在本例中,你认为该研究的主要局限性是什么?

【课题四】　德国一位妇产科教授开展了一项前瞻性研究,记录了 350 例孕妇在孕期服用反应停的情况,并对她们生下的婴儿是否发生了短肢畸形进行随访,结果见表 9-3。

表 9-3　母亲孕程前 20 周服用反应停的情况与婴儿短肢畸形的关系

母亲孕程前 20 周服用反应停的情况	婴儿数		合计
	发生短肢畸形	未发生短肢畸形	
服用过	3	4	7
未服用过	0	343	343

OR:534. 33 OR 95% CI:23. 93~11 928. 80

问题:一般来说,在因果关系推断中,前瞻性研究跟回顾性研究相比有何优势? 在本例中,资料 4 的队列研究相较于资料 3 的病例对照研究是否仍具有该优势? 是否可用设计最为严谨的实验研究(即随机对照试验)来研究反应停与短肢畸形的关系? 为什么?

【课题五】　随着一系列流行病学调查将短肢畸形暴发的原因指向反应停,1961 年反应停被撤出德国市场。不同年份反应停销售量及短肢畸形病例数的变化情况见图 9-1。

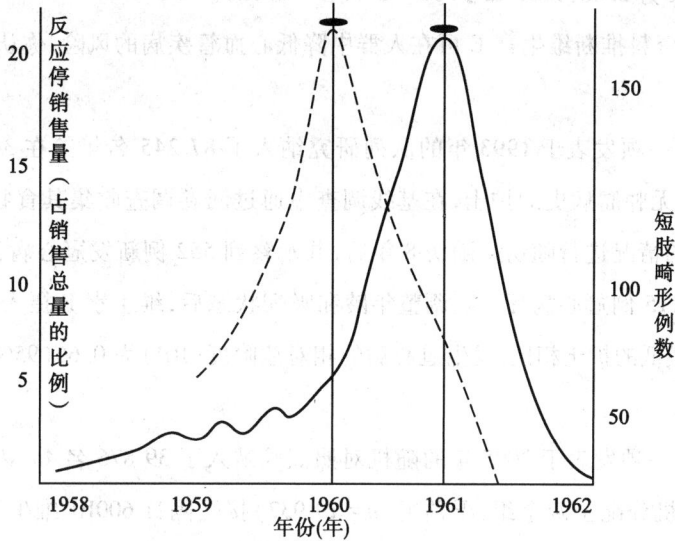

图 9-1 德国反应停销售总量（虚线）与短肢畸形例数（实线）的时间分布

问题：图 9-1 说明了什么？结合因果关系的基本条件，讨论：该资料是如何佐证反应停与短肢畸形的关系的？

【课题六】 一项动物实验发现部分被给予反应停的兔子分娩出的幼兔出现了长骨缺失，与海豹肢畸形患儿的症状类似。科学家在斑马鱼和小鸡模型中发现，反应停可与蛋白质 cereblon 结合，抑制 cereblon 的酶活性，而这种活性对肢体的发育十分重要。

问题 1：以上资料在因果关系推断中有什么作用？跟 Hill 准则的哪一条对应？

问题 2：参照 Hill 病因推断准则，结合课题一至课题六，试阐述为什么要进行不同的研究，还缺少哪些方面的证据，这些证据对于病因推断是否不可或缺。基于以上资料，你认为反应停是否为导致德国短肢畸形暴发的主要原因？

二、维生素 E 与心血管疾病风险的关系

实验室研究发现，维生素 E 是一种抗氧化剂，其主要功能是清除会损害细胞的自由基。20 世纪 80 年代，科学家们发现自由基参与了动脉粥样硬化的早期阶段，并且可能与癌症、心血管病、失明和其他慢性疾病有关。于是人们开始研究膳食补充高剂量维生素 E 预防慢性病的效果。

【课题七】 一项发表于 1991 年的病例对照研究纳入了 504 名年龄在 35~54 岁之间的男性（110 心绞痛患者，394 例对照），并于其就诊时抽取血样，测定其血浆维生素 E 的浓度。调整年龄、吸烟状态、血压、血脂和体重后，血浆维生素 E 浓度最低的组与血浆维生素 E 浓度最高的组相

比,患心绞痛的 OR 为 2.68(95% CI:1.07~6.07,$P=0.02$)。

问题:由以上资料推断维生素 E 可在人群中降低心血管疾病的风险,你认为是否合理? 为什么?

【课题八】　一项发表于 1993 年的队列研究纳入了 87 245 名年龄在 34~59 岁之间、无心脑血管疾病史、无肿瘤病史的护士,在基线调查中通过问卷调查收集其食物摄入情况,并对她们新发冠心病的情况进行随访。随访 8 年后,共观察到 552 例新发冠心病,包括 437 例非致死性心肌梗死和 115 例冠心病死亡。调整年龄和吸烟状态后,维生素 E 摄入量最高的护士与维生素 E 摄入量最低的护士相比,发生冠心病的相对危险度(RR)为 0.66(95% CI:0.50~0.87,$P<0.001$)。

【课题九】　一项发表于 2005 年的随机对照试验纳入了 39 876 名 45 岁及以上的健康女性,并将受试者随机分配至两个组:干预组($n=19\ 937$)接受隔日 600IU 维生素 E,对照组($n=19\ 939$)接受安慰剂,随访了 10 年,首次主要心血管事件的情况见表 9-4。

表 9-4　各心血管事件的相对风险

结局	维生素 E 组 事件数	安慰剂组 事件数	RR(95% CI)	P 值
主要心血管事件	482	517	0.93(0.82~1.05)	0.26
心肌梗死	196	195	1.01(0.82~1.23)	0.96
脑卒中	241	246	0.98(0.82~1.17)	0.82
心血管疾病死亡	106	140	0.76(0.59~0.98)	0.03

问题 1:【课题九】与【课题八】的结果有何不一致? 你认为哪类研究的结果更可信? 为什么? 结合因果关系的 3 个基本条件进行讨论。

问题 2:在评价干预措施效果时,【课题七】至【课题九】这几类研究各有什么作用? 如何根据研究所处的阶段选择合适的研究类型? 根据【课题九】的数据,是否可以确认维生素 E 不能预防心血管病? 为什么?

【课题十】　一项发表于 2013 年的系统综述纳入了 17 项关于维生素 E 预防主要心血管病事件的随机对照试验,主要结局包括心血管疾病死亡、心绞痛、脑卒中、短暂性脑缺血发作,纳入研究均随访 6 个月以上,结果见图 9-2。

问题 1:该系统综述纳入的不同随机对照试验的结果不尽相同,有的研究结果的方向甚至完全相反,你认为可能的原因有哪些?

问题 2:由图 9-2 可得出什么结论? 与其他研究类型相比较,系统综述在评价干预措施效果并进一步作因果关系推断时的优势是什么?

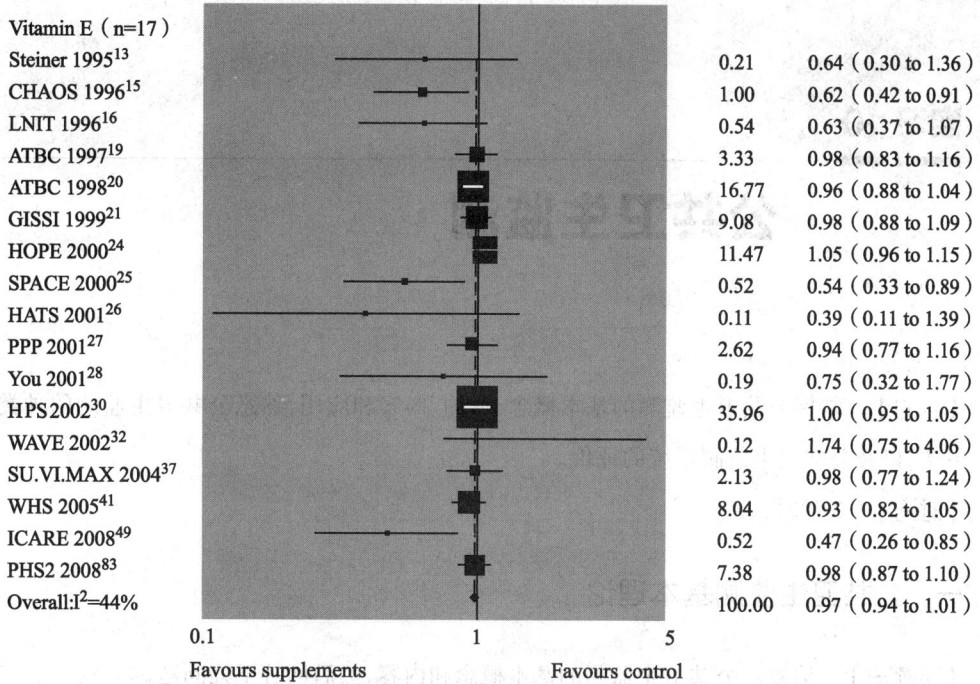

图 9-2　维生素 E 预防主要心血管事件的 Meta 分析

（杨祖耀　傅晓红　唐金陵）

实习 10

公共卫生监测

【目的】 掌握公共卫生监测的基本概念、目的、内容和应用,熟悉公共卫生监测的种类、方式和方法,以及公共卫生监测系统的评价。

【时间】 3 学时

一、公共卫生监测基本理论

【课题一】 请复习公共卫生监测的基本概念和内容,然后回答下列问题。

问题 1:举例说明公共卫生监测的目的是什么?

问题 2:常用的公共卫生监测方法有哪些? 其主要特点是什么?

问题 3:你认为做好公共卫生监测应该从哪些方面考虑?

二、公共卫生监测工作分析

【课题二】 某地区开始对男男性行为者艾滋病感染的流行现状及其影响因素进行研究。为监测男男性行为者艾滋病感染的流行现状,研究者回顾了艾滋病感染的不同数据来源。

方法 1:通过电话调查男男性行为者的自我报告艾滋病患病率和发病率。

方法 2:通过定期调查当地医疗机构获得的艾滋病相关门诊就诊情况。

方法 3:通过匿名问卷调查男男性行为者的自我报告艾滋病患病率和发病率。

方法 4:通过 MSM 社交网站及手机 APP 招募目标人群完成网络调查,了解该人群的艾滋病患病率和发病率。

问题:请讨论以上男男性行为者艾滋病感染监测方法的优缺点。

【课题三】 先前的 6 年里,每年肺结核的报告病例有 1~3 例。在过去的 3 个月里,报告了17 例病例。15 例来自同一个地区。当地媒体报道最初的病例是 3 岁女童。

问题:请分析报告病例增加的可能原因。

【课题四】 某地死因监测中地区漏报率总体情况呈年度下降趋势,但是,小于 5 岁婴幼儿的死因漏报率并未呈现年度下降趋势,且远远高于其他年龄段。

问题:你认为造成该死因漏报率的因素有哪些? 如何减少漏报率?

【课题五】 上周,某市防疫机构在一家宠物店所养的四只狗体内分离到狂犬病毒。该信息定期地发布在官方的时事通讯上。

问题:请问谁需要知道这些信息?

【课题六】 行为危险因素监测中,通过 2 次对同一批调查对象使用同样的调查表,由不同的调查员进行调查,对 2 次调查结果的重现性,即可靠性进行评价。结果发现危险因素相关知识知晓率的可靠性稍差。

问题:请问影响该结果的可能原因有哪些?

三、公共卫生监测数据分析

【课题七】 疾病监测资料分析

疾病资料:本实习的资料来自于某市(S 市)1958—1979 年痢疾、流行性脑脊髓膜炎、麻疹和脊髓灰质炎的发病和死亡报告,与全国其他城市一样,该市在此期间有明确的法定传染病报告制度。从 1965 年底开始,给 7 岁以下儿童接种麻疹活疫苗。1961 年开始服用脊髓灰质炎糖丸。痢疾、流脑未使用过疫苗进行防治。表 10-1 是 S 市城区 1958—1979 年痢疾、流行性脑脊髓膜炎、麻疹和脊髓灰质炎的发病和死亡人数;表 10-2、表 10-3 为 S 市城区 1959—1979 年痢疾、麻疹按月分布情况;表 10-4 为 S 市某区 1961 和 1979 年痢疾、麻疹的年龄分布。

人口资料:人口资料来自于该市的公安部门,每年的人口数为年终人口数。1958—1979 年 S 市城区逐年人口总数见表 10-5。

问题 1:根据表 10-1 到表 10-5 提供的原始资料,试做相应的统计分析。

问题 2:通过对该监测资料的统计分析,能看出什么现象和得出什么结论?

表 10-1　S 市城区 1958—1979 年痢疾、流脑、麻疹、脊髓灰质炎的发病数和死亡数

年份	痢疾		流脑		麻疹		脊髓灰质炎		所有传染病	
	发病	死亡	发病	死亡	发病	死亡	发病	死亡	发病	死亡
1958	60 239	276	208	15	68 363	388	609	26	180 734	765
1959	97 350	472	551	48	48 659	404	786	33	173 685	1001
1960	66 396	400	367	41	32 950	85	474	27	113 257	582
1961	60 315	121	145	17	48 383	235	439	5	117 741	423
1962	49 673	58	178	9	47 472	197	84	3	127 382	303
1963	88 456	79	608	46	47 800	115	114	3	163 181	304
1964	90 096	57	999	49	49 663	107	279	6	160 503	271
1965	89 636	31	2105	107	45 208	56	42	0	173 509	324

续表

年份	痢疾		流脑		麻疹		脊髓灰质炎		所有传染病	
	发病	死亡	发病	死亡	发病	死亡	发病	死亡	发病	死亡
1966	101 144	32	4933	133	649	0	48	0	149 673	210
1967	75 712	5	3675	95	821	1	8	1	96 597	139
1968	39 275	2	409	8	755	0	9	0	72 211	37
1969	29 372	0	202	3	11 072	16	10	1	45 805	69
1970	37 623	3	94	4	3246	4	13	1	61 625	37
1971	37 753	1	87	2	697	0	5	0	53 393	32
1972	51 956	5	50	2	2578	1	5	0	69 567	21
1973	50 096	28	58	6	2013	4	11	0	65 865	121
1974	64 873	49	65	1	2552	3	3	0	80 662	96
1975	61 359	57	185	9	418	2	2	0	74 889	143
1976	45 982	34	220	7	853	0	0	0	55 889	90
1977	34 332	30	179	5	647	0	0	0	42 939	78
1978	28 077	19	95	7	1432	0	1	0	34 913	88
1979	27 834	21	41	1	770	0	0	0	35 664	79

表 10-2　S 市城区 1959—1979 年痢疾按月分布的比重

年份	1	2	3	4	5	6	7	8	9	10	11	12	全年发病数
1959	1.4	1.2	2.1	3.1	4.9	10.6	27.8	27.1	11.6	5.8	2.3	2.1	97 350
1960	2.7	2.6	3.5	4.4	5.3	8.3	17.5	23.8	17.0	8.8	3.5	2.6	66 396
1961	2.7	2.1	2.9	4.4	9.3	13.3	17.0	24.9	14.2	5.8	2.0	1.4	60 315
1962	1.6	1.5	2.1	2.8	5.0	8.6	23.2	25.1	17.7	6.5	3.2	2.7	49 673
1963	1.2	1.7	3.0	3.4	8.3	12.9	12.9	25.3	18.2	6.0	3.7	3.4	88 450
1964	3.0	2.7	3.8	5.2	8.9	11.6	16.1	20.2	14.9	6.1	3.9	3.6	90 096
1965	3.7	3.7	4.9	5.2	10.3	13.0	15.6	17.6	11.4	6.2	4.2	3.6	89 636
1966	3.0	3.0	3.9	4.4	10.0	15.0	16.9	21.4	9.8	5.7	3.4	3.5	101 144
1967	4.2	3.8	4.4	4.8	15.1	15.9	15.0	18.8	8.8	4.3	2.6	2.3	75 712
1968	3.8	3.2	4.1	4.9	12.2	17.6	18.4	14.2	9.2	5.4	3.8	3.2	39 275
1969	4.1	2.8	3.6	4.9	12.5	12.0	15.8	17.7	12.6	5.6	4.5	3.9	29 372
1970	2.7	2.2	3.5	4.9	13.9	13.3	17.0	17.0	10.5	6.7	4.5	3.8	37 623
1971	2.7	2.8	3.5	4.1	12.2	10.9	18.3	16.7	10.5	7.7	5.8	4.8	37 753
1972	2.9	2.2	3.0	3.8	9.6	16.0	19.4	17.2	11.4	6.4	3.9	4.2	51 956
1973	3.1	2.6	3.4	4.0	10.1	16.6	22.2	15.6	9.8	6.0	3.5	3.1	50 096

续表

年份	1	2	3	4	5	6	7	8	9	10	11	12	全年发病数
1974	1.9	1.8	2.4	2.7	9.4	11.6	27.0	20.9	11.4	5.3	3.1	2.5	64 873
1975	2.2	1.8	2.5	2.8	9.7	17.3	27.8	14.2	11.2	6.1	2.4	2.0	61 359
1976	2.0	2.2	2.5	2.9	8.6	10.5	22.3	25.5	12.2	6.8	2.5	2.0	45 982
1977	2.5	2.1	3.0	3.4	10.2	12.0	23.1	20.9	13.5	5.2	2.4	1.7	34 332
1978	1.7	1.9	2.7	3.0	10.4	14.0	24.3	19.9	10.6	6.3	2.8	2.4	28 077
1979	2.1	1.7	2.9	3.5	10.7	11.7	18.1	20.0	13.2	8.1	4.3	3.7	27 834

表 10-3　S 市城区 1959—1979 年麻疹按月分布的比重

年份	1	2	3	4	5	6	7	8	9	10	11	12	全年发病数
1959	61.9	18.3	9.8	4.9	3.2	1.2	0.29	0.07	0.04	0.05	0.05	0.2	48 659
1960	0.3	0.4	0.6	1.9	9.3	19.3	13.6	6.0	3.4	7.0	13.7	24.5	32 950
1961	26.3	23.6	23.7	19.1	4.4	1.4	0.3	0.1	0.1	0.1	0.2	0.7	48 383
1962	3.6	7.0	13.1	21.2	28.5	16.3	5.0	0.9	0.4	0.3	0.6	3.1	47 472
1963	9.2	13.6	22.9	25.6	18.5	5.7	1.2	0.3	0.1	0.2	0.6	2.1	47 800
1964	6.2	11.0	21.8	24.7	17.0	6.3	2.3	0.5	0.4	0.9	2.6	6.3	49 663
1965	14.8	21.9	25.4	20.7	12.4	3.7	0.7	0.15	0.1	0.06	0.06	0.03	45 208
1966	6.0	17.6	26.5	16.8	13.9	5.8	1.4	0.6	0.5	1.1	2.6	7.2	649
1967	9.9	13.9	33.1	21.9	12.2	2.4	1.6	1.2	1.0	0.8	1.0	1.0	821
1968	2.8	3.0	11.7	19.3	23.4	18.4	11.0	3.2	1.9	0.1	0.7	4.5	755
1969	1.9	8.2	22.7	31.1	22.7	7.8	2.5	0.7	0.3	0.4	0.9	0.8	11 072
1970	8.0	21.0	29.5	23.6	10.7	4.3	1.9	0.5	0.1	0.1	0.1	0.2	3246
1971	3.6	9.3	17.9	20.2	25.4	12.8	6.5	2.0	0.6	0.3	1.0	0.4	697
1972	1.4	8.1	15.8	28.0	28.2	11.9	2.2	1.0	0.6	0.6	1.0	1.2	2578
1973	8.9	10.8	22.3	26.5	16.8	6.8	2.8	0.8	0.2	0.5	1.1	2.5	2013
1974	4.1	5.0	26.2	35.8	21.2	5.9	0.9	0.3	0	0	0.2	0.4	2552
1975	18.7	15.8	23.4	20.3	11.5	4.6	0.7	0	0.5	0.2	4.1	418
1976	6.4	10.8	25.0	25.6	21.9	6.9	1.9	0.5	0.1	0.2	0.1	0.6	853
1977	5.1	5.9	21.5	27.2	23.6	8.3	0.9	0.6	0.5	0.5	1.9	4.0	647
1978	7.0	10.5	30.3	25.8	17.5	6.5	1.0	0.2	0.14	0.14	0.42	0.5	1432
1979	3.4	7.7	24.4	26.1	23.8	7.4	1.7	0.1	0.2	0.9	2.1	2.2	770

表 10-4 S市某区 1961 及 1979 年麻疹、痢疾的年龄分布

年龄（岁）	1961 年					1979 年				
	人口数	麻疹		痢疾		人口数	麻疹		痢疾	
		发病数	死亡数	发病数	死亡数		发病数	死亡数	发病数	死亡数
0-	1999	1805	19	1294	4	9586	23	0	326	0
1-	23 898	3500	30	1712	2	10 158	38	0	699	0
2-	22 119	3079	8	1335	0	8627	17	0	333	1
3-	22 774	1412	9	1028	3	8357	39	0	287	0
4-	23 099	1097	1	555	4	8969	41	0	219	0
5-	20 260	386	0	362	1	9331	56	0	162	0
6-	18 814	332	0	285	1	12 210	37	0	402	0
7-	19 313	181	0	201	0	12 864	51	0	289	0
8-	17 441	125	0	148	1	14 030	66	0	342	0
9-	16 304	73	0	117	0	15 577	48	0	276	0
10-	58 743	42	0	471	1	81 800	112	0	532	1
15-	53 495	6	0	1053	0	118 529	28	0	632	0
20-	261 701	7	0	6747	1	307 129	15	0	3484	1
40-	84 705	7	0	1216	0	213 724	0	0	1605	1
60-	40 051	1	0	392	0	58 111	0	0	209	12
总计	684 716	12 053	67	16 916	18	889 002	571	0	9797	16

表 10-5 S市城区 1958—1979 年年终总人口数

年份	总人口数
1958	2 111 009
1959	2 293 632
1960	2 357 590
1961	2 302 567
1962	2 302 567
1963	2 344 190
1964	2 305 059
1965	2 359 065
1966	2 262 941
1967	2 299 281

续表

年份	总人口数
1968	2 247 246
1969	2 122 812
1970	2 113 788
1971	2 149 315
1972	2 181 048
1973	2 204 507
1974	2 096 961
1975	2 106 251
1976	2 116 761
1977	2 125 243
1978	2 176 381
1979	2 292 538

（金　辉　王　蓓）

社区疾病及公共卫生干预计划的制订

【目的】 掌握社区疾病及公共卫生干预的基本理论与方法;学习如何发现社区中存在的疾病及公共卫生问题,如何确定干预的重点;学会如何制订基于社区实际的疾病及公共卫生干预计划。

【时间】 3~6 学时

一、疾病预防控制的基本理论与方法

(一)疾病的分级预防及原始预防策略

过去人们认为慢性病是人类老龄化过程中伴随的不可避免的现象,通过对慢性病自然史的认识,我们清楚地看到慢性病是可以预防控制的,在其发生发展的过程中,有很多可以进行预防控制的时机。这种基于疾病自然史和机体对致病因子代偿特征而提出的针对疾病发生、发展阶段的预防控制理论,即称为疾病的分级预防策略或措施。第一级预防(primary prevention)是在危险因素暴露和累积阶段针对暴露于危险因素的高危人群所采取的措施,旨在避免或减少人群对病因(或危险因素)的暴露,降低发病率。第二级预防(secondary prevention)是在无症状的临床早期所采取的措施,主要为早期发现、早期诊断和早期治疗,以控制疾病的进展和恶化,防止疾病复发或转为慢性过程。筛检是早期发现的重要措施,是一个连续、定期实施的过程。对于那些适宜进行筛检的慢性病,要在人群中引入筛检机制,这样就可以做到一旦人群中有早期患者,就能够被及时发现,并进一步得到早期诊断和早期治疗。第三级预防(tertiary prevention)是在明显临床症状期、疾病中晚期采取的预防控制措施,旨在防止病情恶化,预防并发症和伤残;对已丧失劳动力或残疾者促使功能恢复、心理康复,进行家庭护理指导,使病人尽量恢复生活和劳动能力,能够参加社会活动,并延长患者的寿命。

1978 年世界卫生组织的 Strasser 观察到当心血管疾病危险因素的流行遍及工业化国家时,大多数发展中国家幸免于难。他认为真正的基础性预防措施是保护整个"无危险因素社会"免受危险因素流行的侵袭,并提出了原始预防(proto-prophylaxis 或 primordial prevention)的概念。原始预防的目标是预防慢性病危险因素的产生,降低整个人群的平均发病风险;有时也指从生命孕育时期即怀孕早期、儿童、青少年及青壮年时期就开始慢性病的预防控制。原始预防和第一级预防的主要区别在于后者是对于那些已经具有危险因素暴露的人群进行的干预,而原始预防是针对那些还没有危险因素暴露的人群,因此,原始预防要早于第一级预防来避免危险因素的暴露,将具有更好的预防效益。在慢性病的分级预防策略基础上增加原始预防策略,既针对了受危险因素作用的人群,又阻断了危险因素的产生机制,这样才是全面的无间断的覆盖生命全过程的预防控制策略。

(二)社区健康规划策略

社区健康规划策略(planed approach to community health,PATCH)是 20 世纪 80 年代中期美国 CDC 与地方卫生机构及社区团体合作过程中发展起来的社区健康计划模式,是许多社区用来设计、实施、管理及评价健康促进和疾病预防计划的过程。该过程帮助社区建立健康促进小组,收集和利用当地的资料,选择优先考虑的健康问题,设计和评价干预措施。PATCH 的目标是提高社区设计、实施和评价基于社区的综合的健康促进计划的能力。PATCH 的基本思想符合流行病学现场调查研究的基本原理与方法,即从描述性研究开始,到分析性研究、干预研究及评价干预的效果,具有良好的实用性,十分适用于制订社区疾病的预防控制规划,既适用于慢性非传染性疾病,也适用于传染性疾病的预防控制。

PATCH 过程共由五期组成,其基本方法与步骤如下:

1. 第 Ⅰ 期:社区动员 该期为 PATCH 过程的起始阶段并贯穿整个过程,包括确定社区及获得社区居民的委托与支持,也包括成立组织机构,使社区居民积极参与 PATCH 并顺利实施。

2. 第 Ⅱ 期:资料的收集和归纳整理 数据的收集、整理非常重要,要用来指导 PATCH 全部过程。本期需要完成以下工作:获得发病、死亡和行为危险因素数据;获得社区意见数据;发布和应用数据确定优先的健康问题;决定与社区分享数据的方法。

3. 第 Ⅲ 期:选择优先考虑的健康问题 为了更好地集中资源,建议选择一个或有限数量优先考虑的健康问题。确定何种健康问题被优先考虑时,社区必须完成下列任务:设立标准,审查社区数据,列出健康问题清单;评估社区解决健康问题的能力;确定可改变的重要的社区优先健康问题;评估影响解决健康问题能力的社会、政治及经济因素;发现社区中已经实施的解决健康问题的项目和政策。

4. 第 Ⅳ 期:发展综合的干预计划 一个综合的干预计划包括应用多种干预策略如教育、政策和环境策略。

5. 第 Ⅴ 期:评价 PATCH 对 PATCH 的评价有两个主要目的:即监测和评估 PATCH 五期的进展和评价干预计划。

(三)以人为本的综合卫生服务框架

2016 年第 69 届世界卫生大会上,世界卫生组织提出"以人为本的综合卫生服务框架(Framework on integrated，people-centred health services）。以人为本的卫生保健服务思想是有意识地认为患者、医护人员、家庭成员及社区都是卫生保健服务的参与者和受益者,可信的卫生系统提供服务时要围绕人的全面需求而不仅仅是治疗其疾病本身,并且以人为本的卫生保健服务同时也要尊重社会效益。以人为本的卫生保健服务还要求患者得到做决定和参与自己的保健所需的教育和支持,护理人员能够在得到支持的工作环境中最大限度发挥职能。以人为本的卫生保健比以患者和个人为本的卫生保健含义更广,不仅涵盖临床接触,还包括关注社区中人们的健康以及在塑造卫生政策和卫生服务方面的关键作用。

综合卫生服务是指通过管理和提供在卫生部门内外不同级别和地点协调一致的卫生服务,使人们在生命全程均能根据自身需求得到持续的健康促进、疾病预防、诊断、治疗、疾病管理、康复和姑息治疗等服务。

以人为本的综合卫生服务框架"满足生命全程的健康需求,在整个持续照护过程相互协调并且全面、安全、有效、及时、高效且可接受;而且所有医护人员有积极性、技能熟练并且在支持性环境下工作"。该框架以不同国家的经验和证据为基础并经过与全球、区域和国家层面的专家进行广泛磋商,框架参考了全民健康覆盖、加强卫生系统、健康问题的社会决定因素等领域的全球政策承诺、区域战略和倡议以及初级卫生保健的核心价值观和原则:健康权、社会正义、团结和参与。

本框架提出卫生服务实现综合、以人为本的五条相互依存的战略是:①赋权人民和社区,使其参与进来;②加强治理和问责;③重新定位卫生保健服务模式;④协调部门内部和各部门之间的服务;⑤创建促进性环境。

问题 1:疾病分级预防及原始预防的理论基础是什么?

问题 2:疾病分级预防及原始预防理论是否适用于传染病的预防控制?

问题 3:PATCH 策略具有什么优点?

问题 4:PATCH 策略是否适用于传染病的预防控制?

问题 5:传染病的预防控制理论基础是什么?

问题 6:如何预防控制传染病的传播与流行?

问题 7:"以人为本的综合卫生服务框架"的五项战略内容是什么? 该框架与传统的疾病预防控制模式有何不同?

二、社区疾病及公共卫生干预计划的制订

【课题一】　我国中部某一农村社区,常住人口 6750 人。2016 年 10 月对该社区 35 岁以上人群进行慢性非传染性疾病普查,结果显示超重及肥胖率为 38.16%,有 54.31% 的人自述日常饮食口味较重(摄入较多盐),36.24% 的人自述平时较少运动或无身体锻炼,57.38% 的居民平时摄

入较多的肉类(>4 次/周)等高脂食物,36.73%的居民现在经常性抽烟,7.15%的居民既往抽烟而现在已戒烟,有 58.92%的男性居民经常性饮用各种酒类。高血压、脑卒中及糖尿病的患病率分别为 26.49%、0.59%和 10.61%。该社区所在地区疾病监测资料显示 2015 年前五位死因依次为:心脑血管疾病、呼吸系统疾病、意外伤害、肿瘤和传染性疾病。

　　问题 1:请你评估该社区非传染性疾病负担和行为危险因素暴露情况。

　　问题 2:哪些问题是需要优先考虑进行干预的? 为什么?

　　问题 3:还应考虑了解哪些公共卫生问题?

　　【**课题二**】　经过进一步对该社区的考察,发现无垃圾管理措施和处理设施,无符合卫生学要求的厕所,饮用水源距一条污染的小河约有 200 米,村中仅有一个中医小诊所,因为费用问题,仅有部分患者使用一次性医疗用品,医疗垃圾随意丢弃。

　　问题:请你评估该社区存在的这些公共卫生问题对健康的潜在影响是什么?

　　【**课题三**】　据村医自述,该社区目前有因输血感染 HIV 并发病者 1 人,1 例活动性确诊结核病患者及 6 例乙肝患者。

　　问题 1:如何全面了解与评估该社区传染病发病风险? 针对目前 3 种传染性疾病的 8 名患者应该采取什么干预措施?

　　问题 2:以上是农村社区中的情况,城市社区中可能存在哪些问题?

　　问题 3:请你提出针对该农村社区中存在的公共卫生问题的干预计划。

　　问题 4:如何基于“以人为本的综合卫生服务框架”的思想提出该社区的公共卫生干预计划?

　　问题 5:如何评价干预计划的实施效果?

　　问题 6:请你总结社区疾病及公共卫生干预的工作思路。

(张 明　胡东生)

实习 12

突发公共卫生事件调查

【目的】 了解常用突发公共卫生事件处置中的个人防护装备的正确使用方法。掌握突发公共卫生事件基本调查方法、步骤及其资料分析方法。

【时间】 3~6 学时

一、个人防护装备简介

(一) 个人防护装备的概念和分类

个人防护装备是指为了保护突发公共卫生事件处置现场工作人员免受化学、生物与放射性污染危害而穿戴的服装、眼罩、手套和呼吸器等,以阻断现场环境中有毒有害物质的侵害的装置,预防现场环境中有害物质对人体健康的危害。个人防护装备的防护原理简单地说就是一种将人体与外界相对隔离的物理防护机制。

个人防护装备主要分为三类,即皮肤防护装备、呼吸防护装备和配套防护装备。防护装备使用前,应该根据各防护装备的具体要求,进行必要的检查,除一般的形状检查外,还要做一些专业的检查,如面具的适应性检验、密合性测试等。

(二) 气体中毒类个人防护装备的主要内容

气体中毒类个人防护装备分为 A 级、B 级、C 级和 D 级四级。

A 级防护装备是指能对周围环境中的气体及液体提供最完善、最严格的防护。防护装备包括:①全面罩正压空气呼吸器;②全封闭气密化学防护服;③防化学防护手套;④防化学防护靴;⑤安全帽。防护内容包括:防护高蒸汽压、可经皮肤吸收的致癌和高毒性化学物;可能发生高浓度液体泼溅、接触、浸润和蒸气暴露;接触未知化学物;缺氧。

B 级防护装备是指适用于环境中的有毒气体(或蒸气)或其他物质对皮肤危害不严重时。防护装备包括:①全面罩正压空气呼吸器;②头罩式化学防护服;③防化学防护手套;④防化学防护靴;⑤安全帽。防护内容包括:防护能经皮肤吸收或对呼吸道造成危害的已知气态毒性化学物质;缺氧。

C 级防护装备是指适用于低浓度污染环境或现场支持作业区域。防护装备包括:①空气过滤式呼吸防护用品;②头罩式化学防护服;③防化学防护手套;④防化学防护靴。防护内容包括:非皮肤吸收有毒物;毒物种类和浓度已知;浓度低于立即威胁生命与健康的浓度;不缺氧。

D 级防护装备是指适用于现场支持性作业人员。防护装备包括:衣裤相连的工作服或其他普通工作服、靴子及手套。防护对象包括现场冷区或冷区外的人员。

（三）传染病类（以呼吸道传染病为例）的防护标准及防护装备

呼吸道传染病防护分为一、二、三级防护标准。一级防护装备包括医用工作服、医用工作帽、一次性连体隔离服、医用外科口罩、医用乳胶手套、鞋套;二级防护装备包括医用防护服、N95 或 P3 级别及以上医用防护口罩、防护眼罩、医用乳胶手套、防护鞋及鞋套;三级防护装备包括防护服、动力送风过滤式呼吸器、医用乳胶手套、防护鞋及鞋套。

（四）核和辐射类防护装备

核和辐射类防护装备包括:剂量计、防护服、N95 口罩（呼吸装备）、护眼镜、乳胶手套（内）、橡胶手套（外）、防护靴/鞋套。

问题:气体中毒类个人防护装备、传染病类（以呼吸道传染病为例）个人防护装备、核和辐射类个人防护装备的主要内容有哪些?

二、个人防护装备穿戴程序

（一）气体中毒类的 A、B 级个人防护装备穿戴程序

1. 在着装前必须对防护服进行检查和压力检测,确保服装完好;着装要有另外一个人帮助;

2. 如环境温度低,要在防护服目视镜里面涂上防雾剂;

3. 防护服内穿长衣裤,衣裤上不要有笔、首饰、证章等可能损坏防护服的物品;

4. 脱掉鞋,袜子套在裤脚上;

5. 按要求检查携气式个体防护器及其连接,但此时不要佩戴;

6. 将双脚放入外套靴里,拉下套靴上面的罩,将裤子提起,站起扎上腰带;

7. 打开空气供应装置,佩戴面罩,确定供气系统工作正常;

8. 将手臂和头放入防护服内,拉上拉链,合上拉链覆盖;

9. 助手检查确定拉链及拉链覆盖是否拉紧,面罩视野是否清晰,所有空气管路是否紧密结合。

（二）气体中毒类 C 级个人防护装备的穿戴程序

1. 参照产品说明安装滤盒,检查防护服表面是否有破损,确认其完好;

2. 佩戴呼吸防护器,以半面罩为例,检查面罩佩戴后气密性;

3. 佩戴眼罩;

4. 穿防护服,戴帽子,不能将头发露在外面;

5. 穿防护靴；

6. 戴防护手套。

（三）传染病类（以呼吸道传染病为例）个人防护装备的穿戴程序

1. 戴工作帽；

2. 穿防护服；

3. 戴口罩；

4. 戴防护眼罩；

5. 穿鞋套；

6. 戴手套，将手套套在防护服袖口外面。

（四）核和辐射类个人防护装备的穿戴程序

1. 穿防护服，系好并扎住防护服开口；

2. 穿防护靴/鞋套，把裤子与鞋套扎在一起；

3. 戴 N95 口罩(呼吸装备)；

4. 戴护眼镜；

5. 戴内层乳胶手套，用胶带把手套与防护服袖口粘在一起，手套应在胳膊袖口之内；

6. 佩戴剂量计；

7. 戴外层橡胶手套(如被污染，应易脱掉更换)。

问题：气体中毒类个人防护装备、传染病类(以呼吸道传染病为例)个人防护装备、核和辐射类个人防护装备如何穿戴？

三、个人防护装备脱卸程序

（一）气体中毒类 A、B 级个人防护装备的脱卸程序

1. 在气瓶尚有足够空气时离开工作现场，脱去装备也需要有另外一个人帮助，此人应根据现场要求穿戴一定级别的防护装备；

2. 如果现场接触了有毒化学物、致病微生物等，要在脱去前用水冲洗(或消毒液)等方法去除致病物；

3. 按穿防护服相反的顺序脱去防护服，脱去时勿接触防护服上可能沾染有化学物的地方；

4. 如果可能，对防护服进行全面清洗，检测以备再次使用；

5. 如果防护服不能进行洗消，应用安全的方法将防护服抛弃。

（二）气体中毒类 C 级个人防护装备的脱卸程序

1. 摘帽子，脱去防护服；

2. 连同防护服一同脱去防护靴和防护手套，脱的过程中手不能触摸到防护服及防护手套、

防护靴的外表面；

3. 从后面摘掉眼罩；

4. 从后面摘掉半面罩。

（三）传染病类（以呼吸道传染病为例）个人防护装备的脱卸程序

1. 摘下防护眼罩，放入消毒液；

2. 解开防护服；

3. 摘掉手套，将里面朝外，放入黄色塑料袋中；

4. 脱掉防护服，将里朝外，放入污衣袋中；

5. 将手指反掏进帽子，将帽子轻轻摘下，里面朝外，放入黄色塑料袋中或污衣袋中；

6. 摘口罩，一手按住口罩，另一只手将口罩摘下，放入黄色塑料袋中，注意双手不接触面部；

7. 脱下鞋套或胶鞋，将鞋套里面朝外，放入黄色塑料袋中，将胶鞋放入消毒液中；

8. 洗手、消毒。

（四）核和辐射类个人防护装备的脱卸程序

1. 从防护服除去粘带，然后从鞋套上除去粘带；

2. 除去外层手套；

3. 取掉剂量计；

4. 除去内层手套的粘带；

5. 避免抖动，脱掉防护服，折叠外表面，以免接触；

6. 防护服脱到膝盖下方，坐在位于控制线清洁侧的椅子上，完全脱掉裤子；

7. 脱下护眼镜；

8. 脱掉 N95 口罩（呼吸装备）；

9. 脱掉防护靴/鞋套；

10. 脱掉内层手套。

检查可能的污染，如有污染，进行淋浴，然后再检查。如有必要，重复此步骤。如无污染，经淋浴后，穿上干净衣服，然后离开。

问题：气体中毒类个人防护装备、传染病类（以呼吸道传染病为例）个人防护装备、核和辐射类个人防护装备如何脱卸？

四、几种常用个人防护装备的正确使用方法

（一）防护服的使用方法

从防护性能最高的正压气密防渗透防护服到普通的隔离颗粒物防护服，各类防护服的性能有较大的差别，适用范围也不同。设计材料、形状、连接方式以有效地阻断有害物侵入为准则。

在式样上,防护服分连体式、分体式、裙式等结构。

防护服一般分为四级,分别为:

A 级:带有面罩的全封闭式气密性防护衣;

B 级:全封闭非气密性防护衣;

C 级:连体式化学防护衣;

D 级:一般工装。

严格按照个体防护服装说明书要求穿戴,注意穿戴次序,同时在脱卸个体防护装备时,必须按照说明书要求,顺序脱卸(图 12-1)。

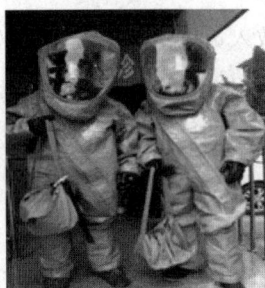

A级

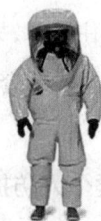

B级

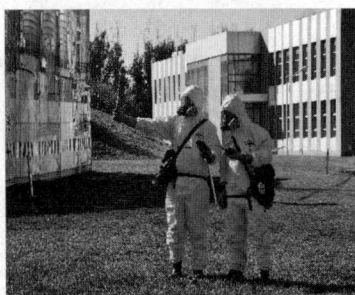

C级

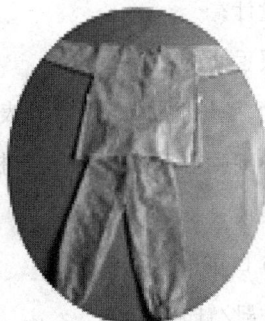

D级

图 12-1　不同级别防护服

(二)呼吸防护器的使用方法

呼吸防护器主要有过滤式呼吸防护器和隔绝式呼吸防护器两种。过滤式呼吸防护器通过净化部件的吸附、吸收、催化或过滤等作用,除去吸入的环境空气中有害物质,供使用者呼吸。隔绝式呼吸防护器将使用者的呼吸器官与有害环境空气隔绝,靠本身携带的气源或导气管,引入作业区域环境以外的洁净空气供呼吸(图 12-2)。

(三)口罩的使用方法

纱布口罩可以保护呼吸道免受有害粉尘、气溶胶、微生物及灰尘伤害;外科口罩能阻止血液、体液和飞溅物导致的疾病传播;医用防护口罩能阻止直径<5μm 感染因子的空气传播

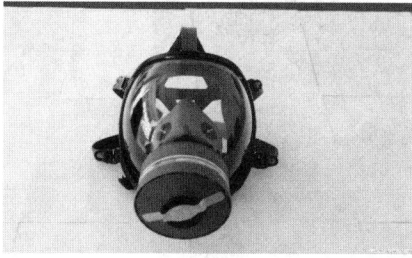

过滤式呼吸器　　　　　　　　　　　隔绝式呼吸器

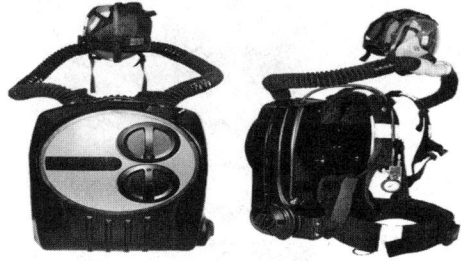

图 12-2　呼吸器

或近距离(<1m)接触经飞沫传播。医用防护口罩的使用包括密合性测试、型号的选择、医学处理和维护。

1. 外科口罩的佩戴方法

(1)将口罩罩住鼻、口及下巴,口罩下方带系于颈后,上方带系于头顶中部。

(2)将双手指尖放在鼻尖上,从中间位置开始,用手指向内按压,并逐步向两侧移动,根据鼻梁形状塑造鼻夹。

(3)调整系带的松紧度。

2. 医用防护口罩的佩戴方法

(1)一手托住防护口罩,有鼻夹的一面背向外(图 12-3)。

(2)将防护口罩罩住鼻、口及下巴,鼻夹部位向上紧贴面部(图 12-4)。

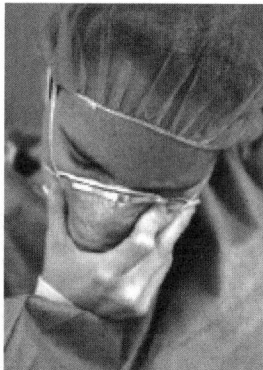

图 12-3　医用防护口罩的
佩戴方法(1)

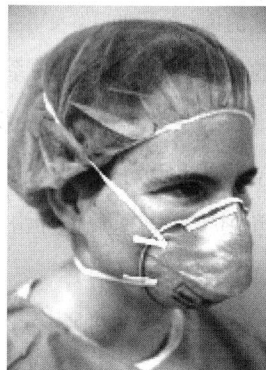

图 12-4　医用防护口罩的
佩戴方法(2)

(3)用另一只手将下方系带拉过头顶,放在颈后双耳下。

(4)再将上方系带拉至头顶中部(图 12-5)。

(5)将双手指尖放在金属鼻尖上,从中间位置开始,用手指向内按压鼻夹,并分别向两侧移动和按压,根据鼻梁的形状塑造鼻夹(图 12-6)。

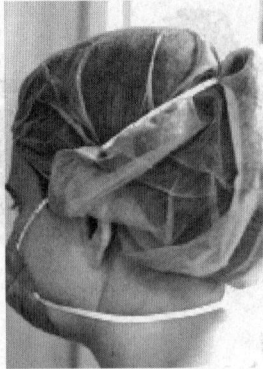

图 12-5   医用防护口罩的
佩戴方法（3）

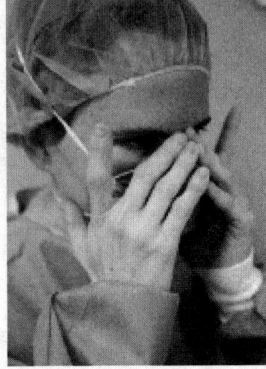

图 12-6   医用防护口罩的
佩戴方法（4）

（四）佩戴口罩的注意事项

1. 不应一只手捏鼻夹。

2. 医用外科口罩和医用防护口罩只能一次性使用。

3. 口罩潮湿后，受到患者血液、体液污染后，应及时更换。

4. 每次佩戴医用防护口罩进入工作区域之前，应进行密合性检查。检查的方法：将双手完全盖住防护口罩，快速呼气，若鼻夹附近有漏气应调整鼻夹，若漏气位于四周，应调整到不漏气为止。

（五）摘口罩的方法要点

1. 不要接触口罩前面（污染面）。

2. 先解开下面的系带，再解开上面的系带。

3. 用手仅捏住口罩的系带丢至医疗废物容器内。

（六）眼、面防护罩使用方法

眼、面防护装置都具有防高速粒子冲击和撞击的功能，并根据不同使用要求，分别具有防液体喷溅、防有害光线或防尘等功效。

下列情况时应使用护目镜或防护面罩：可能发生患者血液、体液、分泌物等喷溅时；近距离接触飞沫传播的传染病患者时。为呼吸道传染病患者进行气管切开、气管插管等近距离操作，可能发生患者血液、体液、分泌物喷溅时，应使用全面型防护面罩。

戴上护目镜或防护面罩，要注意调节好视野和舒适度。佩戴前应检查有无破损、有无松懈，如有破损要及时更换。

捏住靠近头部或耳朵的一边摘掉，放入回收或医疗废物容器内（图 12-7）。

（七）手套的使用方法

手套主要是防止病原体通过手来传播疾病和污染环境。防护手套种类繁多，除抗化学物还

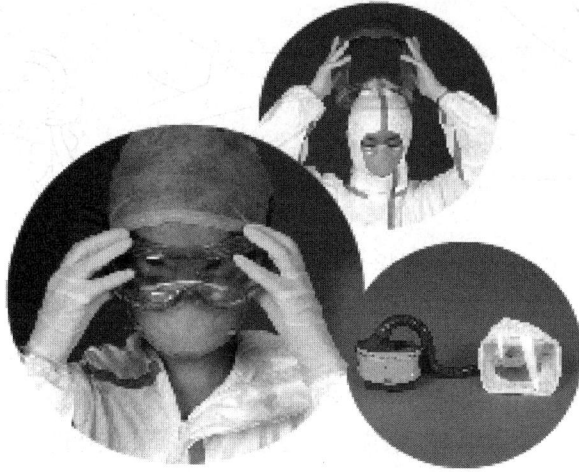

图 12-7　护目镜摘除方法

有防切割、电绝缘、防水、防寒、防热辐射及耐火阻燃等功能。在传染病暴发疫情处置现场,最常用的手套是乳胶手套。在接触患者的血液、体液、分泌物、排泄物、呕吐物及污染物品时,应戴清洁或一次性的手套。

1. 戴无菌手套的方法

(1)打开手套包,一手掀起口袋的开口处;

(2)另一只手捏住手套翻折部分(手套内面)取出手套,对准五指戴上;

(3)掀起另一只袋口,以戴着无菌手套的手指插入另一只手套的翻边内面,将手套戴好;

(4)将手套的翻转处套在工作衣袖外面(图 12-8)。

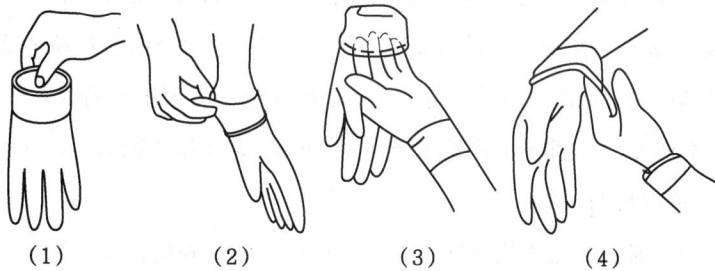

(1)　　　(2)　　　(3)　　　(4)

图 12-8　戴无菌手套方法

2. 脱手套的方法

(1)用戴着手套的手捏住另一只手套污染面的边缘将手套脱下;

(2)戴着手套的手握住脱下的手套,用脱下手套的手捏住另一只手套清洁面(内面)的边缘,将手套脱下;

(3)用手捏住手套的里面,丢至医疗废物容器内(图 12-9)。

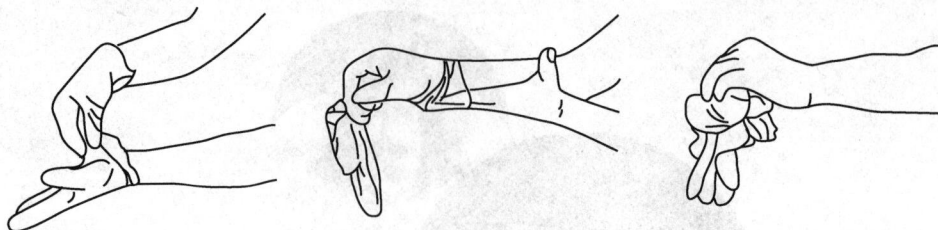

图 12-9   脱无菌手套方法

3. 戴手套的注意事项

（1）诊疗护理不同的患者之间应更换手套。

（2）操作完成后脱去手套,应按规定程序与方法洗手,戴手套不能替代洗手,必要时进行手消毒。

（3）操作时如发现手套破损,应及时更换。

（4）戴无菌手套时,应防止手套污染。

问题:防护服、呼吸防护器、口罩、手套的正确使用方法及注意事项有哪些?

五、操作练习

两名同学一组,按照呼吸道传染病一级防护标准选择个人防护设备,做防护设备穿脱练习。一名同学穿脱个人防护设备,另一名同学记录穿脱程序,然后交换角色。最后,对照标准要求相互评价。

六、突发公共卫生事件处置（1）

2008 年 3 月 31 日,安徽省卫生厅接到报告:阜阳市第一人民医院儿科在 2008 年 3 月 27~29 日陆续收治 3 名临床表现为重症肺炎的婴幼儿,病人均起病急,病程短,经抢救无效死亡。安徽省卫生厅得到报告后,先后派出三批由流行病学、临床、实验室专家组成的调查组赶赴现场调查,未能明确病因,而类似死亡病例继续增多,截至 4 月 14 日,累计死亡达 13 例。4 月 15 日,安徽省卫生厅向原卫生部请求帮助。

4 月 15 日,原卫生部接到报告后立即派出由专家组成的调查组,于 4 月 16 日凌晨抵达阜阳市,协助开展流行病学调查和现场防治工作。随后还根据现场防控工作需要,继续组派多批专家赴安徽阜阳参加当地的疫情调查处置,特别是从全国其他地区抽调了数十名医护人员协助阜阳市开展病人的诊断和救治工作。

问题 1:针对这种原因未明的疾病,假如派你去现场处理,你准备首先做哪些工作,组织哪些专业的专家前往现场?

（一）核实诊断

4 月初,安徽省疾病预防控制中心人员到达现场后,随即迅速开展流行病学调查。初步调查结果表明,自 2008 年 3 月 10 日以来,安徽省阜阳市的少年儿童中相继发生了多起以手、足、臀部出现皮疹,口腔出现疱疹,发热和全身不适为主要临床表现的病例。发病患儿初期出现发热、感冒样症状,病情进展迅速,很快发展到呼吸急促、发绀,部分患儿出现抽搐。到 4 月中旬,有 15 名儿童因患同样的疾病而死亡。

问题 2:突发公共卫生事件调查的基本步骤有哪些?

(二)事件现场调查

4 月 17 日起,根据早期死亡病例的主要临床特征,制订并逐步完善了重症病例的筛查标准,要求辖区内所有医疗机构对收治的疑似病例进行病情的评估,以早期识别重症病例,提高救治成功率。重症病例指具有下列表现的病例:①有持续高热;②精神差、呕吐、易惊、肢体无力等中枢神经系统症状;③血常规 WBC 计数异常;④血糖升高;⑤肢体循环不良。要求重症病例均收入定点医院进行救治,同时对所有确诊病例开展流行病学调查。

1. 采集标本　对所有患者的血、尿、粪便和咽拭子等标本进行采集,存放于专用仪器和样品保存液中,2~8℃密封保存,并尽快进行相关检测。

2. 个案流行病学调查　对所有病例均按统一标准进行个案调查,对重症病例本人或其监护人通过面对面访问的方式了解病例的一般情况、发病情况、近日饮食情况、饮水情况、与其他发病儿童接触史、病家周围环境、病家周围类似病例发生情况,记录主要临床表现、实验室检验情况、治疗情况、预后情况等信息。

问题 3:在突发公共卫生事件处理的不同阶段,可以运用哪些流行病学方法进行调查?如何进行流行病学调查?

问题 4:请设计流行病学调查的调查表。

(三)资料分析

1. 临床表现　根据 4 月 21 日对阜阳市第二人民医院 65 例现症住院手足口病病例临床资料的分析,病例的主要表现有皮疹、发热、精神差、咳嗽、呕吐等。65 例病例皮疹(疱疹/溃疡)出现的部位:手和足(98.5%)、口腔(80.0%)、臀部(41.5%),少数病例在肛周、面部、躯干出现皮疹。65 例病例中,有 39 例做了血液常规检查,其中白细胞计数升高的 15 例,占 38.5%;白细胞计数正常的 24 例,占 61.5%。见表 12-1。

表 12-1　阜阳 65 例手足口病病例临床表现一览表

临床表现	例数	构成比(%)
皮疹	65	100.0
发热	46	70.8
精神差	20	30.8
咳嗽	12	18.5

续表

临床表现	例数	构成比(%)
呕吐	8	12.3
流涕	6	9.2
惊厥	4	6.2
鼻塞	2	3.1
腹泻	2	3.1
颈抵抗	2	3.1
咽痛	1	1.5
抽搐	1	1.5

根据阜阳市前期15名死亡病例临床表现分析,死亡病例均为婴幼儿,起病主要表现为发热、感冒样症状,卡他症状不明显,经当地村医或私人诊所按呼吸道疾病抗感染、抗病毒等对症治疗后,效果不明显,病情继续加重,较快出现气促、口唇发绀等症状,部分患儿出现抽搐、口吐白沫或粉红色液体。多以"重症肺炎"(1例初诊为"支气管肺炎")收治入院。入院后虽经积极治疗,病情仍进展迅速,经抢救无效死亡。

2. 病例分布特征

(1)地区分布特征:安徽省位于中国华东腹地,阜阳市地处安徽省西北部,总人口976万,总面积9700平方公里,人口密度高达1000人/km²。在阜阳市报告的6049例病例中,现住址在阜阳市的有5766例,颍州、颍东及颍泉区三区报告病例数较多,共报告3238例,占所有现住址为阜阳市病例的56.2%。报告发病率也以颍州区、颍东区及颍泉区较高。见图12-10。

(2)时间分布特征:阜阳市手足口病病例最早发病时间为3月10日,4月初病例数逐渐上升,4月16日开始快速上升,4月28日达到高峰,之后呈下降趋势,见图12-11。每日入院、出院人数的变化趋势也显示新发病例数在减少,见图12-12。

(3)人群分布特征:6049例报告病例中,男童3938例,女童2111例,性别比为1.87:1。最小28天,最大18岁,以3岁及以下幼儿为主(4708例,77.8%)。发病率较高的年龄组为1岁、2岁、3岁组(表12-2)。

表12-2 阜阳市手足口病(EV71)累计病例分年龄组、分别发病率(截至2008-5-9)

年龄组(岁)	男		女		合计	
	病例数	发病率(‰)	病例数	发病率(‰)	病例数	发病率(‰)
0~	450	7.05	265	4.49	715	5.82
1~	1083	17.85	578	10.36	1661	14.27
2~	964	1.26	505	9.27	1469	12.91
3~	579	9.85	284	5.26	863	7.65

续表

年龄组(岁)	男		女		合计	
	病例数	发病率(‰)	病例数	发病率(‰)	病例数	发病率(‰)
4~	366	6.20	166	3.06	532	4.69
5~	225	3.76	126	2.29	351	3.06
6~	102	1.78	67	1.66	169	1.73
7~	50	1.50	33	1.49	83	1.49
8~	42	0.88	18	0.57	60	0.76
9~	19	0.33	10	0.26	29	0.30
10~	15	0.04	22	0.07	37	0.05
11~	40	0.07	33	0.07	73	0.07
16~	1	0.00	2	0.01	3	0.00
20~	0	0.00	0	0.00	0	0.00
不详	2	–	2	–	4	–
合计	3938	0.91	2111	0.52	6049	0.70

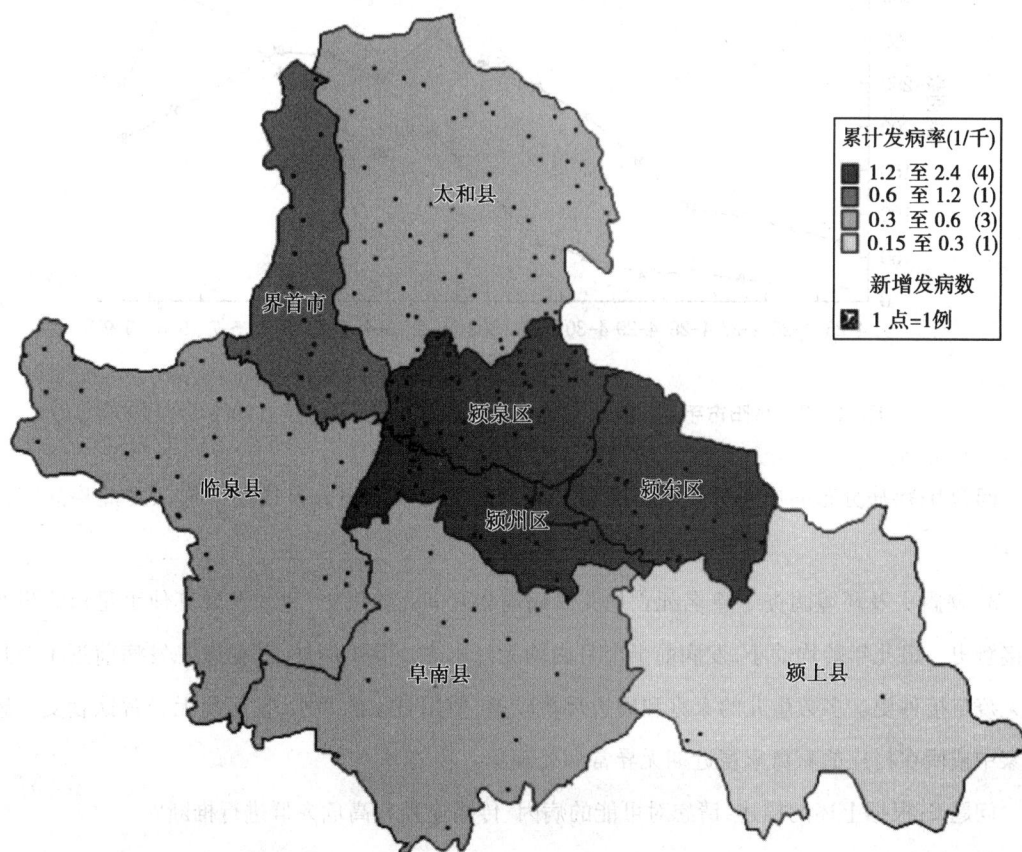

图 12-10 阜阳市手足口病报告病例发病率区县分布图(截至 2008-5-9)

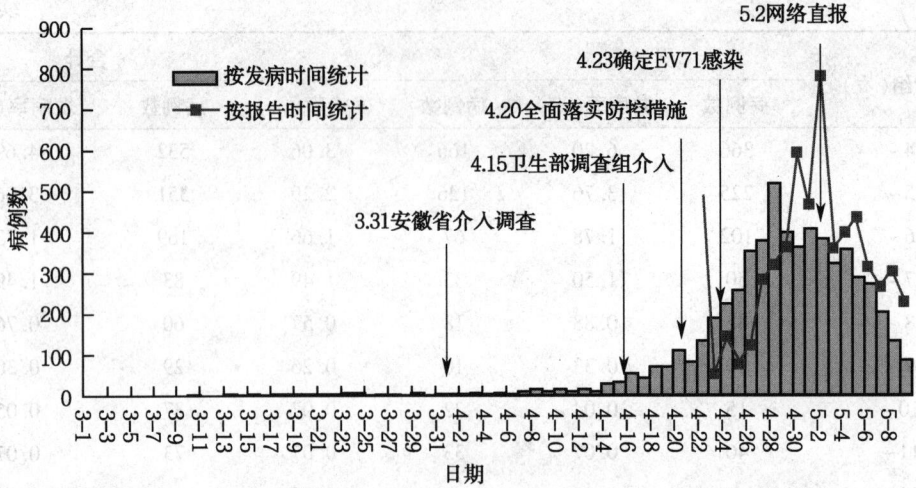

图 12-11   阜阳市手足口病病例报告时间和发病时间分布图(截至 2008-5-9)

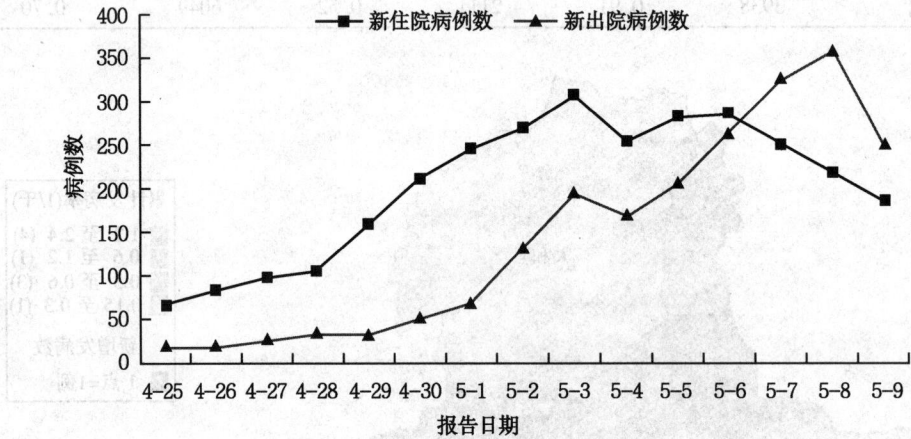

图 12-12   阜阳市手足口病(EV71)近期入院和出院人数(截至 2008-5-9)

　　问题 5:疾病分布的描述对病因的推断有何意义? 在该疾病分布描述中你认为此疾病有何特点?

　　3. 暴露史及环境调查　　15 名死亡患儿发病前相互间无接触史,也未发现其他手足口病患儿的接触史。患儿年龄均幼小,发病前半个月内均无外出史。除 1 例外,其他患儿发病前近 1 个月内无疫苗接种史。多数患儿的家庭和周边环境较差,使用自家的井水,发病前无异常饮食史。患儿家中或所在村庄的家禽家畜近期无异常病死现象。

　　问题 6:根据上述的描述,请您对可能的病因、传播途径和高危人群进行推断?

　　(四)建立病因假设

　　在疫情初期,由于缺乏病原学结果,其诊断标准主要围绕流行病学和临床特征来制定。

本次突发公共卫生事件中的轻型和重型患者具有相同的临床症状:手、足、臀部出现皮疹,口腔出现疱疹,发热和全身不适。所有死亡病例都表现急性起病,发热、感冒样症状,卡他症状不明显,病情进展迅速,很快发展到呼吸急促、发绀,部分患儿出现抽搐,所有死亡病例均死于严重的并发症,如出现脑干脑炎、神经源性肺水肿等。根据轻型患者、重型患者的临床症状和死亡病例并发症,采用求同法推测本次疫情的流行病学病因假设——"病毒性感染"。

根据流行病学调查结果,通过求同法可以发现大部分病例来自于人口聚集区、幼托机构高发、多数患儿的家庭和周边环境较差,日常饮用自家的井水,15 名死亡患儿发病前相互间无接触史,推测本次疫情的感染途径可能为呼吸道飞沫和粪-口途径共同传播,但也不能排除儿童通过密切接触传播的可能。

与患儿密切接触的儿童或者疾病流行区的儿童可能是该病的高危人群。

(五)病因确认和疫情信息发布

随着实验室检测不断深入,病原学结果的线索逐步清晰。

4 月 19 日至 21 日,中国疾病预防控制中心对 12 例死亡病例和 11 例轻症手足口病患者的标本进行 PCR 检测,结果分别有 5 例死亡病例和 8 例轻症病例标本 EV71 核酸阳性。基因片段测序显示,死亡病例和轻症手足口病的病毒基因序列之间高度同源。

对 3 例死亡患儿进行了尸体解剖发现,病变主要有心、脑、肺及淋巴网状内皮系统改变;心脏增大、扩张,脑水肿严重;肺淤血、水肿,无明显出血;肺脏无明显化脓性炎症改变;淋巴组织增生,包括扁桃体、胸腺、淋巴结;脾增大;肾、肝、胃肠道基本正常。病理所见与病例临床特征及病情发展过程基本吻合;病因学上基本支持病毒性感染。从 3 例死亡病例的 6 份标本(肺组织、口腔溢出物、脑组织和咽拭子)中分离到 6 株病毒,经核苷酸序列测定和中和抗体试验鉴定,均为 EV71 病毒。

4 月 22 日,中国疾病预防控制中心组织流行病学、临床、实验室和病理学专家参加的研讨会,对已有的流行病学资料、临床资料、实验室检测和病理学结果进行了认真的分析,认为此次安徽阜阳手足口病疫情主要由肠道病毒 EV71 型感染引起。

4 月 23 日,卫生部确认了专家组的意见。同日,安徽省卫生厅在其网站上发布了阜阳市发生 EV71 感染的疫情信息。

问题 7:如果确认此次暴发是什么原因造成的,还需做哪些工作?

(六)初步提出控制措施

根据初步病因假设,在调查病因的同时,提出以学校和托幼机构防控为主的综合性控制措施。

1. 加强疾病监测　制定早期筛查重症病例标准,对重症病例进行报告、留观和住院治疗;制定手足口病报告规定,在各级医疗机构实行手足口病病例日报告。

2. 全力救治病人，降低病死率　设立定点医院，收治肠道病毒 EV71 感染病人。实行分类收治：一般病人就近收治，定点医院集中收治重症病人。组建、扩建儿科 ICU，集中国家、省儿科 ICU 高水平医护人员，组织专门抢救组，实行 24 小时分班轮守。

加强对病人出现重症危象的观察和分析，定点医院病房设置重症区，加强病情监护，达到密切观察，尽早发现重症病人，早期介入，努力降低病死率。

3. 建立预检分诊制度，做好院内感染控制　在发热门诊或儿科门诊设立发热出疹性病例专门诊室，防止与其他疾病患儿之间的交叉传播。医疗器械做到一人一更换，一人一消毒。

4. 加强技术指导，开展技术培训，提高广大医务人员的防治水平

国家级专家组制订了诊疗处置意见、采样方案、防控方案等，协助安徽省疾病预防控制中心完善了省级肠道病毒实验室。由国家、省专家指导阜阳市 2 家定点医院建立儿科 ICU，对安徽省16 个市的 350 名疾控、临床专业人员进行临床、ICU、流行病调查、采样等技术培训。

5. 全面防控，重点做好学校和托幼机构防控

(1) 广泛开展健康教育，发放宣传单，提高群众的自我防护意识。

(2) 落实晨检制度，每日由班主任进行晨检，记录缺课情况和原因，每天报告。晨检若发现发热、皮疹患儿，要立即通知家长将孩子送往医院诊治，并对患儿的校舍、桌椅、物品等进行彻底消毒。

(3) 托幼机构每日对玩具等进行清洗消毒，每餐前后进行餐具和桌面的清洗消毒。上课前后，教室和校舍等场所通风半小时以上。

(4) 一个班级同时出现 3 例或以上发热、出疹病例时，要立即报告当地疾病预防控制中心。必要时分班放假，避免出现暴发事件。

6. 出台手足口病医疗费用救助规定　为了保证手足口病病例，特别是危重患儿的及时救治，阜阳市出台了医疗费用救助的有关规定，除按照新农合医疗费用报销外，对于困难家庭的手足口病重症患儿予以免费救治。

在明确了手足口病的致病原，采取加强监测和实行预防控制措施，并对重症患儿进行早期治疗干预后，4 月 24 日至 5 月 9 日阜阳市手足口病病死率显著下降。

问题 8：在实施控制措施的同时，还应加强哪些工作？

问题 9：为什么要对出现发热儿童的学校和托幼机构进行消毒处理？终末消毒的流行病学意义？

(七) 手足口病病例检测报告

根据流行病学调查和病原学研究的初步结果，阜阳市从 4 月 22 日起开始启动手足口病病例监测报告工作，要求阜阳市所有医疗机构实行手足口病的日报告制度，每日以报表的形式上报监测结果。自 5 月 2 日起通过传染病网络直报系统进行实时报告。

鉴于手足口病不属于法定报告传染病,为了全面了解当地前期手足口病的发病情况,阜阳市组织对辖区内各级医疗机构的手足口病病例收治情况进行了回顾性调查。病例搜索范围为:2008 年 3 月 1 日至 4 月 21 日,在阜阳市辖区医疗机构就诊并具有以下症状或体征的 7 岁以下儿童:A. 发热;B. 手、足、臀部皮疹;C. 口腔溃疡或黏膜疹。凡符合以下两条之一者,作为回顾性调查病例进行登记:①A+B 或 A+C,排除麻疹、风疹、水痘等其他发热出疹性疾病者;或②无发热,但如以上 B 项两个或以上部位有皮疹,排除药疹、过敏等明显其他原因者。通过调查,共发现未报告的手足口病病例 302 例。

问题 10:病例的诊断标准对疫情的控制有何意义?

问题 11:流行病学研究方法在突发性事件研究中有何作用?

(八) 目前我国采取的手足口病应对措施

手足口病是常见的急性传染病,流行广泛,5~10 月为手足口病的高发季节,2008 年 3 月安徽阜阳发生了有多例重症病例死亡的手足口病疫情,为加强全国手足口病疫情监测和防控工作,保护广大人民群众的身体健康,我国政府近期出台了以下重要应对措施。

1. 成立领导小组　2008 年 5 月 3 日,原卫生部成立手足口病防控工作领导小组,时任部长陈竺任组长,时任副部长高强、马晓伟、刘谦任副组长。领导小组下设综合协调、疫情防控、医疗救治和新闻宣传四个工作小组。

2. 纳入丙类法定传染病,及时发现和救治重症病例,掌握疫情动态　自 2008 年 5 月 2 日起,原卫生部将手足口病纳入丙类法定传染病管理。各级各类医疗机构要按照《中华人民共和国法定传染病防治法》和《传染病信息报告管理规范》的有关规定,对手足口病病例进行报告。

3. 加强手足口病防控工作的部署

(1)4 月 29 日,原卫生部发出《关于加强手足口病等肠道病毒感染性疾病防控工作的通知》(卫办应急发〔2008〕80 号),要求地方各级卫生行政部门要高度重视手足口病等肠道病毒类传染病防控工作。

(2)4 月 30 日—5 月 3 日,原卫生部网站先后发布了《手足口病医疗救治指南》《手足口病预防控制指南(2008 版)》。

4. 加强信息交流　按照疫情发布的规定,及时发布疫情信息。在 4 月 23 日安徽阜阳疫情得以确认的同时,向世界卫生组织进行通报。5 月 7 日,将分离 EV71 病毒株的基因序列上传至基因库。

先后向我国港澳台地区发送疫情信息 6 期。

5. 加强宣传教育　采用多渠道、多种方式向公众宣传手足口病的预防措施和早期就诊的症状指征,提高公众的卫生防病意识。

2008 年 3 月 1 日至 5 月 9 日,阜阳市共报告 6049 例手足口病病例,其中重症病例 353 例,死亡 22 例,累计住院病例 3023 例。报告发病率为 69.6/10 万,病死率为 0.4%,重症病例占 5.9%,住院病例占 50.0%。报告病例中已包含 3 月 1 日—4 月 22 日回顾性调查搜索出的未报告手足口病 302 例。

至 5 月 9 日,已连续 8 日未报告新增死亡。

后记:

1. 手足口病的发病特点　手足口病(hand-foot-mouth disease,HFMD)是由多种肠道病毒引起的常见传染病,以婴幼儿发病为主。引起手足口病的肠道病毒主要有肠道病毒 71 型(EV71)和 A 组柯萨奇病毒(CoxA)等。全球流行地区较为广泛,全年均可发病,但多在 5~10 月呈流行高峰。

EV71 是 1969 年发现并确认的肠道病毒。EV71 毒力强,引起重症病例的比例较大,其神经毒性仅次于脊髓灰质炎病毒。肠道病毒可在外环境、污水中存活较长时间,传染性强,主要经粪-口途径和(或)呼吸道飞沫传播,亦可经接触病人疱疹液或污染的物品而感染,隐性感染率高,没有疫苗等特异性的预防手段,控制难度大,易引起暴发或流行。

据文献报道,EV71 感染临床表现多样:手足口病、疱疹性咽峡炎、无菌性脑膜炎及脑炎等。50%~80% 的感染者表现为无症状或轻微感冒症状。少数病例可发生严重的神经系统损害症状,重症病人病死率在 10%~25%。

2. 全国手足口病流行趋势　根据病例报告和回顾性调查分析,阜阳市手足口病病例最早出现在 3 月 10 日,之后在较长一段时间内病例呈散在发生,直至 4 月中旬以后手足口病疫情快速上升,至 4 月 28 日发病数达到高峰,之后呈现下降趋势。考虑该病的流行特点,阜阳市的手足口病疫情仍将持续较长时间,不排除出现新的流行高峰的可能性。

从全国范围看,阜阳疫情公布后,家长的就诊意识和医务人员的诊断意识提高,全国其他地区报告的手足口病病例明显增加,特别是 5 月 2 日原卫生部将手足口病纳入丙类法定传染病报告管理后,全国日报告的手足口病病例呈快速上升,随后几天每日报告病例数在 8000~10 000 例之间。由于以往手足口病不属于法定报告传染病,无法与既往的数据进行比较,对目前的发病水平是否较往年同期增高以及增高的程度无法进行可靠的判断。随着该病逐渐进入高发季节,估计今后一段时间,我国手足口病的报告病例数仍会进一步增加。需进一步加强全国手足口病的监测和发病动态分析,并结合重症病例的发生情况和实验室病原学监测结果综合分析判断疫情流行趋势。

3. 风险评估

(1)个体感染的风险:每个人都可能感染,但不是每一个人感染后都会发病。病例的症状以轻型为主,5 岁以下儿童是高发的人群。但由于肠道病毒普遍存在,大多数成人和学龄儿童少年已有免疫力。该病主要是通过与患者的粪便、疱疹液等接触传染,通过注重个人卫生、尽量避免与患者接触可减少感染风险。

（2）疫情扩散的风险：手足口病是一种常见病，不仅发生在阜阳，发生在中国其他地区，世界上其他国家和地区也有手足口病及 EV71 感染疫情发生，如澳大利亚、瑞典、日本、保加利亚、匈牙利、马来西亚、新加坡等。1998 年我国台湾地区发生 EV71 感染暴发，共报告 129 106 例手足口病和疱疹性咽峡炎，405 例重症病例，78 例死亡。2008 年新加坡 EV71 感染也较往年发病明显增高，越南、马来西亚也报告了 EV71 感染的手足口病病例。

EV71 感染引起的手足口病是广泛存在的疾病，并不是一种新发传染病。同时 EV71 感染所致手足口病的公共卫生危害并不显著高于其他常见儿童传染病，如麻疹、乙型脑炎、流脑、感染性腹泻、肺炎等。原卫生部认为无须对安徽阜阳采取旅行限制和交通检疫等防范疾病扩散的公共卫生措施。世界卫生组织从未因手足口病暴发对任何国家和地区提出过旅行和贸易限制的建议，但强调需要通过加强个人卫生进行预防。

4. 下一步工作重点

（1）加强对全国 EV71 流行的监测和控制：中国政府高度重视手足口病的防控，地方政府正在开展大规模的健康教育和公共卫生运动，以促进个人卫生，改善环境卫生条件。

卫生部将持续地总结安徽阜阳等地方 EV71 感染重症病例临床识别和治疗的经验，评估预防和控制策略与措施，完善防治技术指南，及时开展对儿科医生和公共卫生人员的培训，指导全国手足口病的防控工作。

中国疾病预防控制中心将进一步提高全国公共卫生实验室监测体系的肠道病毒检测和监测能力，以了解各地流行的肠道病毒型别，评估不同型别肠道病毒感染的流行病学特征和临床严重性。

（2）完善和加强公共卫生事件监测和早期预警机制：卫生部将进一步完善传染病监测和公共卫生事件报告的相关立法，加强突发公共卫生事件的早期预警和应对，做好国际卫生条例的实施。近日卫生部已明确要求，医生和公共卫生人员发现不明原因死亡和异常聚集的重症病例要立即向地方卫生部门报告，当地卫生部门也需立即向卫生部报告。

（3）加强国际交流与合作：中国政府将及时向 WHO 和各国通报疫情信息，与其分享预防控制和治疗的经验，并积极开展国际合作，加强肠道病毒感染的科学研究。

（本文摘编自 2008 年阜阳及中国手足口病疫情形势与防控工作报告，中华疾病预防控制中心、世界卫生组织驻华代表处，2008 年 5 月）

七、突发公共卫生事件处置（2）

2010 年 5 月初，A 市第一人民医院和 A 市中山医院向 A 市疾病预防控制中心报告：医院最近突然出现了多名不明原因的组织器官出血病例。2010 年 5 月 2 日，A 市疾病预防控制中心组织专业人员前往调查。

（一）核实诊断

初步调查表明,病例均无发热,主要临床表现为牙龈出血、血尿、皮肤瘀斑和血便等出血症状,以及关节酸痛、腰痛。无咳嗽、咳痰、腹泻和腹痛等症状。实验室检测发现,病人出凝血功能异常,但血小板数量正常。

家庭一　陈莲花家庭

首发病例:陈莲花,女,77 岁,B 区内厝镇后房自然村 41 号居民,2 月 1 日出现牙龈出血、膝关节酸痛、小便带血及便血等症状,当地村医给予打针(药物不详)治疗后,出现皮下大片淤血,村医给予对症治疗后病情稍有好转。2 月下旬患者症状加重并出现呕吐等症状,由村医间断给予对症处理,未到医院就诊。4 月 27 日患者症状再次加重,4 月 29 日于家中死亡,邻居描述其死亡时"七窍流血"。患者平时独自做饭,饮用水为自来水,洗涤用水为自打井水,晚上到其儿子家中休息。其儿子家中无类似病例。患者儿子诉其母亲于农历 12 月份曾购买过 5kg 左右的花菜(蔬菜),仅其一人食用,花菜为新店溪尾村人运到此处贩卖,当时村中有多人购买。

家庭二　郭思天家庭

患者郭思天,B 区新店人,到内厝镇后房村租地种植胡萝卜,其妻子、小女儿于 3 月 8 日到租住地与其同住。郭思天妻子李娟 4 月 8 日上午开始出现牙龈出血、皮下淤血等症状,当时并未在意,11 日牙龈出血加剧,到村里中医诊所就诊,服用两副中药后,腰痛加剧,4 月 12 日转同民医院治疗,4 月 13 日牙龈出血症状仍未改善,4 月 14 日转 A 市中山医院。患者女儿郭香于 4 月 12 日因意外跌破嘴唇发现流血不止,4 月 14 日随其父亲郭思天、母亲李娟到 A 市中山医院就诊并办理住院,医院检查均发现凝血时间延长。医院予维生素 K 治疗后症状好转,怀疑患者为鼠药中毒。4 月 15 日郭思天出现尿血、皮下淤血症状,但无牙龈出血。郭思天自述家中饮食与妻儿来之前并无变化,饮用水为自打井水。家中常吃蔬菜为花菜(马巷镇、新店镇菜市场购买)、包菜(邻居送)、大头菜(新店镇市场购买)。据郭思天妻子回忆,郭思天 4 月 5 日前后曾食用过三棵花菜,其中两棵白花菜,一颗青花菜,花菜大概食用 3 天,郭思天妻子吃得较多,郭思天未吃青花菜。郭思天回忆说青花菜在隔壁村庄路上捡到。郭思天妻子自述从 3 月份以来有个朋友常到她家吃中饭,4 月 5 日之后因朋友到外地出差,该朋友并未发病。患者家中发现部分未食用马铃薯,为邻居赠送,食用了一部分,因马铃薯已发芽,未再食用。

家庭三　王丹家庭

B 区内厝镇后房自然村 28 号,家中共有 5 人(分别是其三儿子许根宝,三儿媳刘翠花,三儿子的孩子许南沙,四儿子许水泳),吃住均在一起,家中 5 人从 4 月 17 日起陆续发病。

患者 1　王丹,女,63 岁。于 4 月 17 日出现牙龈出血,小便带血,无发热,无大便出血,4 月 19 日到同民医院就诊,症状未见好转,20 日转 A 市第一人民医院,医院诊断为凝血功能障碍,经维生素 K 治疗后症状好转,怀疑是鼠药中毒。患者症状好转后自行出院,但因症状反复又再入院,患者目前情况稳定。患者家中 12 月份购买过花菜,来源与陈莲花相同,家中环境一般,用水为自打井水,家中有看到老鼠。患者大儿子许水根一家人、二儿子一家人及几个女儿家人未与其同住,未出现症状。

患者 2　许根宝,男,32 岁,职业:养殖(鸭)。于 4 月 27 日出现牙龈出血,而后陆续出现腰痛、关节酸痛等,于 28 日前往 A 市第一人民医院就诊。临床诊断为:①依赖性维生素 K_1 凝血因子缺陷症(继发性,慢性鼠药中毒可能);②狗咬伤。予输血浆补充凝血因子及止血对症治疗。患者诉因鸭场老鼠多,于去年在马巷市场购买大隆母液及成品,自己拌大米配制毒鼠剂灭鼠。今年无鼠药使用史。

患者 3　许南沙,男,5 岁,许根宝的儿子。于 4 月 27 出现少量鼻血、皮肤瘀斑,29 日因无明显诱因自发性大量流鼻血后前往 A 市第一人民医院入院治疗。

患者 4、5　王丹三儿媳刘翠花和四儿子许水泳分别于 5 月 1 日和 5 月 3 日进行出凝血四项检查异常,无其他临床表现。

据四儿子许水泳和三儿媳刘翠花介绍,4 月 4 或 5 日家中猫不明原因死亡,猫主要吃剩饭及菜汤等,但不能排除因吃中毒的老鼠而死。

患者王丹房子院子里有一自用水井,生活饮用水为此水井水,房子相隔一条马路是农田,王丹经常至对面农田拾捡一些菜叶回家喂养鸡、鸭、羊(目前家中饲养的鸡、鸭、羊未出现异常死亡)。患者平日主要在家照看孙子许南沙,许水泳近期经常出差,较少在家吃饭;患者王丹的三儿子、儿媳自今年春节后经常在患者家进食午饭(孙子许南沙在患者家进食午饭及晚饭)。患者一家近 1 个月来能回忆起的较常吃的菜有:马铃薯(自种)煮肉、白萝卜汤、胡萝卜、卷心菜、包菜、白花菜、青菜花;孙子许南沙偏爱吃白花菜和胡萝卜,其他菜基本不吃。1 月份,徐南沙的姑姑曾送青菜花给王丹家。

二儿子一家住马巷,目前均无上述症状,二儿媳于 5 月 3 日进行出凝血四项检查,结果均为正常。

家庭四　邓万山胡萝卜种植场

患者 1　邓万山,男,67 岁,B 区内厝镇后田村人。到该村某胡萝卜种植场居住,春运前 20 多天到 B 区,2 月 10 日左右出现紫癜,主要分布于上臂、背部,并有胸痛、背痛等症状,无牙龈出血、腰痛等。患者有高血压、冠心病史。2 月 14 日到解放军 174 医院就诊,2 月 18 日转第一人民医院,经抗凝血治疗后症状好转出院,无复发。

患者 2、3　张华,男,60 岁,湖南永州冷水潭人。到内厝镇后田村租地种植胡萝卜,与患者邓万山夫妇一起居住,同住的还有张华的孙女。2 月 26 日左右张华出现牙龈出血,到村卫生所、卫生院就诊后症状未见好转,发病后第 3 天出现呕血、大便黑色等症状,转市第一人民医院就诊,患者自觉呼吸困难、双腿乏力。经市第一医院对症治疗后,症状好转,但臀部、腰部仍有大片紫癜,患者自行出院,购买利血生等"补血药"服用,紫癜消失,症状无反复。

张华孙女在家吃早饭和晚饭,中饭在学校吃。平时吃的蔬菜有小白菜、青菜、白萝卜和黄瓜,多在许厝马路市场购买,偶尔到马巷市场购买。2010 年 1 月中旬张华曾买过鼠药,拌大米后放在房间灭鼠,厨房没有放鼠药。

据张华反映:2 月 9 日,即邓万山发病前一天,自己出差,剩下邓万山夫妇 2 人在家,蔡景春等 3 人到家中与邓万山争吵(经济纠纷),此期间在家中喝过茶,第二天邓万山发病。2 月 26 日上午,即张华发病当天,蔡景春等 3 人又到家中要债,刚好邓万山夫妇回老家。期间 4 人喝过茶,当天下午张华发病,张华孙女(疑似患者)同时感觉到呼吸困难、双腿乏力,但无其他症状出现。

张华发病后,报警说自己被投毒,A 市公安专门进行调查,并采集血液检测,收集张华家的鼠药。但是最终没有证明是人为投毒。

家庭五 邱英权家庭

患者 1 邱英权,男,73 岁,家庭住址:C 区新坡南片 156 号。2010 年 4 月 7 日发现小便、大便带血,遂于 4 月 8 日前往杏林医院就诊至 4 月 13 日(具体治疗方案不详)。4 月 29 日牙龈出血,遂于 4 月 30 日前往 A 市第一人民医院血液科治疗。出凝血四项检查示 PT、APTT 均明显偏高,TT、FIB 正常。目前病情基本稳定。

患者 2 邱美丽,女,65 岁,患者邱英权妻子。2010 年 4 月 15 日起经常牙龈出血,4 月 29 日牙龈大量出血,遂至 A 市第一人民医院血液科治疗。出凝血四项检查示 PT、APTT 均明显偏高,FIB 偏高,TT 正常。目前病情基本稳定。

患者邱英权夫妇平常饮食简单,主要为稀饭配豆豉、肉松等,平常很少吃青菜水果。患者邱美丽于 4 月 29 日在新坡菜市场购买过卷心菜、胡萝卜和花菜;二女儿、女婿与其住在一起,但几个月以来未共同进食。患者邱英权夫妇在家附近种植少量蔬菜,但从未喷洒农药,家中已有 2~3 年未使用农药。大女儿、女婿一家和三女儿、女婿一家均未与患者夫妇住在一起,目前无类似症状出现。未闻及邻居有类似症状。

患者家中 2009 年 7 月曾经购买液体鼠药,由邱美丽用注射器注入带壳花生内,共注射 50 多颗放入自家花生地灭鼠,剩余鼠药在家中墙上挂起。收获的花生一部分榨油(但目前花生油没有开始吃,放在家中),剩下的平时炒熟了吃。现场发现储藏间内有 4 包溴敌隆母液(分两袋包装),据患者二女儿述:这些鼠药是由村大队分发至每户,未曾使用。但取样时发现,溴敌隆母液已全部挥发。

问题 1:简述该突发事件的发生时间、人群和地区分布特征。

问题 2:根据上述资料,你会考虑哪几种常见的传染病和非传染性疾病?

(二) 病例定义与病例搜索

2010 年 5 月 6 日,A 市疾病预防控制中心采集 4 份病人血液样本和尿液样本,采用质谱法检测抗凝血鼠药大隆和溴敌隆,结果均为阴性。中国现场流行病学培训项目学员和 A 市现场流行病学培训班学员继续调查。

1. 病例定义　此次暴发中的病例定义如下:

(1)疑似病例:是指 2010 年 1 月 1 日以来,A 市居民中,具有以下 1 项及以上任何症状者:牙龈出血、血尿、流鼻血、皮肤瘀斑、呕血、便血、实验检查凝血功能异常,排除已知基础性疾病和明确服毒自杀者。

(2)可能病例:是指疑似病例中,凝血功能异常,但血小板正常的病人。

(3)确诊病例:指疑似病例和可能病例中,血液中检出抗凝血鼠药的病人。

现场流行病学培训项目的学员针对病例进行调查,主要内容包括病例的一般情况、临床表现、临床检测结果、治疗经过、临床诊断;病例家庭饮水类型、家中食物(米、面、油、调料)购买和储存情况、外人是否容易接触;病人外出史、家庭成员和周围人发病情况、家中来客情况;动物死亡情况;鼠药购买、使用和储存情况;农药购买、使用和储存情况;杀虫剂及其他化学药品购买、使用和储存情况;发病前半个月内饮食、饮水等生活习惯有无变化;发病前 1 个月内,花菜和胡萝卜等蔬菜购买、存储、加工和食用情况;家里有无用鼠药在菜地里防鼠;邻居鼠药使用情况。

问题 3:突发公共卫生事件中流行病学调查的目的何在? 本例可以运用哪些流行病学方法进行调查? 如何实施?

问题 4:本次事件中应如何在 A 市进行病例搜索?

2. 病例搜索　依据病例定义,调查人员进行了病例搜索。

到 A 市 5 家二级以上医院搜索病例时,首先到血液科或相关科室询问医生最近有无不明原因出血病例出现。在了解相关情况后,查阅门诊、住院日志和住院病历。

(1)确定关键词:调查临床医生、查看鼠药自杀患者病历,发现抗凝血鼠药中毒的诊断一般为:出血原因待查,牙龈出血原因待查,血尿原因待查,皮肤瘀斑原因待查,凝血功能异常,凝血功能障碍,凝血功能障碍原因待查,鼠药中毒,依赖性维生素 K_1 凝血因子缺陷症。故我们选择的关键词为:出血、凝血、瘀斑、血尿、中毒、待查。

(2)选择科室:口腔科、五官科、内科、血液科、妇科、泌尿科、急诊科的门诊或住院病人,重点是住院病人。

(3)在入院诊断里以出血、凝血、瘀斑、血尿、中毒、待查等关键词进行搜索。

(4)结合出院诊断和入院诊断,排除明确诊断的病例。如血尿症状的病人中有许多尿道感染;中毒的病例中许多药品中毒和农药中毒。

(5)出院诊断中无明确诊断的,如凝血功能异常、凝血功能障碍、出血待查、血尿待查,就要到病案室调阅病历,以便进一步排除。

(6)如果在病历中发现出凝血功能异常,而血小板正常,或者使用维生素 K_1 治疗有效,纳入本次调查的病例范畴。

（三）描述性分析

2010 年 1 月 1 日至 5 月 18 日，在 A 市共搜索到 14 例病例，其中疑似病例 1 例，可能病例 9 例，确诊病例 4 例。同时采集 4 份病人血液标本，再次检测抗凝血鼠药大隆和溴敌隆。

1. 临床表现　14 例病例均无发热症状，除 2 例无症状中毒者外，其余 12 例病例均有出血症状，主要症状有牙龈出血（66%）、皮肤瘀斑（50%）、腰痛（50%）、血尿（41%）和关节酸痛（41%），见表 12-3。

表 12-3　12 名患者的临床表现 *

症状	人数	比例（%）
牙龈出血	8	66.0
皮肤瘀斑	6	50.0
腰痛	6	50.0
血尿	5	41.0
关节酸痛	5	41.0
流鼻血	3	25.0
便血	2	17.0
呕血	2	17.0
腹痛	2	17.0
呕吐	1	8.3
头痛	1	8.3
头晕	1	8.3

注：* 2 例病人系无症状中毒者

2. 临床检测结果　除 1 例死亡病例没有进行临床检查外，其余 13 例病例肝肾功能均正常，但凝血功能均异常。收集了 13 例病人的临床检测结果，血小板计数均正常，见表 12-4。11 例有出血症状的病人，用新鲜血浆输注及维生素 K_1 治疗有效，但有 3 例病人由于治疗时间不够导致复发。

表 12-4　13 例病人的临床检测结果

检查项目	中位数	极差	最小值	最大值
血小板计数	262.0	314.0	181.0	495.0
凝血酶原时间（s）	23.2	30.8	17.5	48.3
凝血酶原时间-INR 值	2.2	3.6	1.4	4.9
活化部分凝血酶原时间（s）	56.9	42.9	47.0	89.9
凝血酶时间（s）	15.6	2.2	14.5	16.7

3. 病例分布特征

(1)时间分布:首发病例发病时间为 2010 年 2 月 1 日,最后一例病例发病时间(诊断时间)为 5 月 3 日,病例主要集中在 2 月和 4 月,4 月份病例数增加较多。见图 12-13。

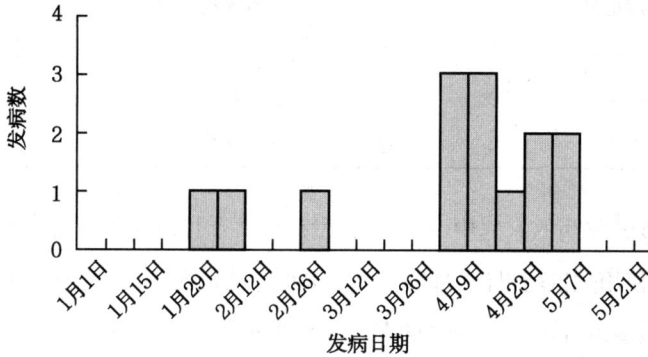

图 12-13　14 例病例的发病时间

(2)地区、家庭分布:14 例病例来自 5 户家庭,B 区内厝镇后房村 3 户,B 区内厝镇后田村 1 户,C 区新垵村南片 1 户。B 区 4 户病例家庭位于农村,C 区 1 户病例家庭位于城区。有 3 户家庭成员全部发病,其余 2 户家庭部分成员发病。见表 12-5、图 12-14。

(3)人群分布:14 例病例中,年龄最大的 77 岁,最小的 5 岁,中位数为 39 岁,除 10~19 岁和 50~59 岁 2 个年龄组外,其余年龄组均有发病。

4. 相关因素调查　访谈每个病例家庭,询问病例家庭中的病人、鼠药配制者和食物制作者,主要调查发病前外出史、客人来访史、饮食史、鼠药接触史、农药接触史、杀虫剂接触史和动物死亡情况。

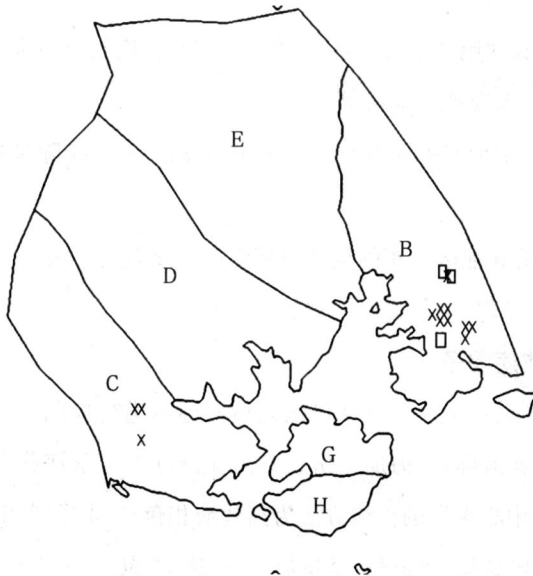

图 12-14　6 户家庭的地区分布

表 12-5 14 例病例的家庭分布

家庭	地址	人口数	发病数	首发病例发病日期	首发至续发病例时间间隔（天）
家庭 1	B 区内厝镇后房村	1	1	2 月 1 日	—
家庭 2	B 区内厝镇后房村	3	3	4 月 8 日	4,7
家庭 3	B 区内厝镇后房村	5	5	4 月 17 日	10,10,16,16
家庭 4	B 区内厝镇后田村	3	3	2 月 10 日	16,0
家庭 5	C 区新坡村南片	4	2	4 月 7 日	8

（1）鼠药情况：5 户发病的家庭中，有 3 户在发病前 3 个月内使用抗凝血剂鼠药母液，另 2 户在发病前 4~9 个月使用过鼠药母液，且发病前家中均存储鼠药母液，见表 12-6。A 市场销售的鼠药主要为大隆和溴敌隆诱饵和母液，母液的有效成分含量为 0.5%，是正常使用诱饵（0.5/10 000）的 100 倍。

表 12-6 家庭抗凝血杀鼠药使用、存放与发病的关系

危险因素	暴露家庭数[*]		暴露率（%）		OR	95% CI[**]
	病例（$n=5$）	对照（$n=25$）	病例	对照		
发病前 9 月内使用母液 a	5	1	100	4	∞	7.9~∞
发病前 3 月内使用母液 b	3	1	60	4	36	1.6~1962
发病前 3 月内存放母液 b	5	1	100	4	∞	7.9~∞

[*] 5 户病例家庭中，3 户直接购买母液；2 户使用溴敌隆诱饵，因灭鼠效果不好改用母液。
[**] Fisher 确切概率法。
a 对照家庭所询问的暴露时间是 2009 年 8 月至 2010 年 4 月
b 对照家庭所询问的暴露时间是 2010 年 2—4 月

（2）饮食情况：4 户家庭饮用井水，2 户家庭饮用自来水。病例家中米、面、油、调料、肉类食品和蔬菜均从附近市场购买，未发现特殊情况。

（3）动物死亡情况：有病例反映，发病前 3 天家中猫死亡，不能排除是吃了中毒的老鼠或者鼠药污染的食物死亡。

问题 5：疾病时间、人群和地区分布的描述对病因的推断有何意义？

问题 6：针对以上调查结果，请您提出您对病因的假设。

（四）危险因素和致病因子

5 月 16 日，A 市疾病预防控制中心对 4 份病人血液标本进行检测，仍未检出大隆或溴敌隆。调查人员将上述 4 份病人血液标本，另加 1 份正常人血液标本送至江苏省疾病预防控制中心检测。江苏省疾病预防控制中心采用的检测方法为高效液相色谱-质谱联用法，该方法的检测下限为 10mg/L，能一次检测敌鼠钠盐、氯鼠酮、杀鼠灵、杀鼠迷、杀鼠酮、杀它仗、溴敌隆、大隆。

同时，调查人员进行了病例对照研究和队列研究，以查明此次暴发的危险因素和致病因子。

1. 病例对照研究　在 5 户病例家庭(1 位独居老人在访谈时已死亡)所在的村庄,按照 1∶5 的比例,用频数匹配的方法、单纯随机选择了同村未发病的 25 户家庭,进行病例对照研究,询问病例家庭发病前 3 个月内和对照家庭 2010 年 2—4 月份鼠药使用、储存情况,病例家庭发病前 9 个月内、对照家庭 2009 年 8 月至 2010 年 4 月间鼠药配制、使用情况。结果表明,发病前 9 个月内家庭使用鼠药母液、发病前 3 个月内存放和使用母液与发病存在统计学关联(表 12-6)。所有 5 户病例家庭发病前均曾购买、并在家中存放鼠药母液,其中有 3 户直接购买母液,有 2 户认为诱饵灭鼠效果不好而购买母液。母液液体浓度是 0.5%,为建议使用浓度(0.005%)的 100 倍。5 户病例家庭在发病前 9 个月内均配制并使用过杀鼠药;有 3 户在发病前 3 个月内配制、使用过母液。

2. 家庭内队列研究　对 5 户病例家庭中全部家庭成员进行队列研究,了解杀鼠药暴露情况及在家吃饭的频度与发病的关系。5 户家庭中,参与配制、投放鼠药母液的 6 人全部发病,未直接接触鼠药者 54%(7/13)的人发病。经常在家就餐者罹患率为 86%(12/14),偶尔在家中就餐的 4 人中,只有 1 人发病(表 12-7)。

　　问题 7:病例对照研究和队列研究的异同点?

　　问题 8:在突发公共卫生事件原因初步明确后,我们还要做哪些工作?

表 12-7　病例家庭成员鼠药接触、就餐情况与发病的关系

暴露因素		发病	未发病	RR	95% CI[*]
接触母液	有	6	0	1.9	0.97~3.7
	无	7	6		
家中就餐	经常	12	2	4.3	1.2~66.0
	偶尔[**]	1	4		

[*] Fisher 确切概率法

[**] 偶尔家中就餐:由于住校、在外地工作、和老年人分餐等原因较少在家中就餐

(五) 污染环节调查

5 户病例家庭以前未使用过鼠药母液。发病前 9 个月内,有 2 户因为诱饵效果不好而购买母液,3 户直接购买母液;且 5 户家庭发病前家中存放鼠药母液。在配制杀鼠药饵时,1 户家庭中,一人用注射器抽取母液注射至 50 颗花生内作为诱饵,由另一人将配制好的花生诱饵洒在花生地里,2 人均发病。另 4 户病例家庭直接将母液倒入大米中搅拌,作为杀鼠诱饵。在配制鼠药时,均未稀释母液而直接将母液倒入大米中搅拌,配制诱饵鼠药含量远高于推荐使用标准。所有人在操作时均未戴手套。有一户病例家庭饲养家禽,养殖场有老鼠,因而将杀鼠药母液拌在大米里制成杀鼠饵料,撒在养殖场空心砖内。据户主反映,所饲养的鸡、鸭常常吃这些饵料,并没有发病或死亡;而他们家人常常吃自养的鸡、鸭。这户家庭共 5 口人,均发病,且有一只家猫死亡。见表 12-8。

表 12-8　病例家庭鼠药使用情况

家庭	母液配制时间	首发病例发病日期	母液使用场所	剩余母液存放场所	配制过程	可能的中毒途径
家庭1	–	2010年2月1日	–	–	–	不详
家庭2	2009年10月	2010年4月8日	客厅、卧室	次卧室	半支母液和1把米倒在塑料袋上,摇晃塑料袋	皮肤、消化道、呼吸道
家庭3	2010年2月	2010年4月17日	卧室、鸭场	鸭场墙洞内	3~5支母液倒入半碗米内,棍子搅拌	皮肤、消化道
家庭4	2009年11月	2010年2月10日	客厅、卧室	窗台	半支母液加1勺米在碗内用棍子搅拌	皮肤、消化道
家庭5	2009年10月	2010年4月7日	花生地	储藏室墙上	注射器抽取母液注射至50颗花生内	皮肤、消化道

　　母液鼠药的挥发性较强,本次调查发现,C区一患者家庭2009年7月购买的一瓶母液没有开瓶使用,2010年5月份已经全部挥发。

　　6月份,江苏省疾病预防控制中心采用液相色谱-质谱联用技术,从4份病例发病后20天、30天、32天和39天的血液标本中均检出鼠药大隆($C_{31}H_{23}BrO_3$)。但有人反映A市市场销售的一贯是溴敌隆鼠药,初步市场调查仅发现溴敌隆母液。

　　问题9:针对血液标本检测结果与市场调查结果不一致,你将进行哪些调查?

(六) 农村地区鼠药销售和使用情况调查

　　A市6个区中,B、C、D和E 4个区共设有266个村委会。在266个村委会中随机抽取30个村委会,每个村委会随机抽取5户家庭,拟调查150户。制订调查表,调查农户基本信息、鼠药中毒途径、症状知晓情况和鼠药使用情况,同时调查当地农药门市部(或地摊)销售的鼠药种类。

　　被抽取的30个村委会分布在14个乡镇(街道),每个乡镇(街道)选择3个农药门市部(或地摊)。

　　共调查145户农户和33个农药门市部(或地摊)。见表12-9。

表 12-9　2010年A市农村地区抽取的农户和农药门市部

区名	农户		农药门市部(地摊)	
	被调查数	比例(%)	被调查数	比例(%)
E	65	44.8	16	48.5
B	35	24.1	6	18.2
C	25	17.2	3	9.1
D	20	13.8	8	24.2
合计	145	100.0	33	100.0

1. 鼠药销售情况　　调查了 A 市 4 个区 14 个乡镇(街道)的 33 家农药门市部(地摊),销售的鼠药有:溴敌隆诱饵、溴敌隆母液、大隆诱饵。在 B 区发现 2 种假冒溴敌隆母液的大隆母液。见表 12-10。

表 12-10　2010 年 A 市农村地区鼠药销售情况

区名	调查数	卖母液家数	卖诱饵家数	种类
E	16	3	3	溴敌隆母液和诱饵
B	6	5	5	溴敌隆母液和诱饵,大隆母液
D	8	2	2	溴敌隆母液和诱饵、大隆诱饵
C	3	2	0	溴敌隆母液
合计	33	12	10	—

2. 鼠药使用情况　　2009 年 1 月—2010 年 6 月,145 户家庭中共有 32 户使用了鼠药。2009 年 21 户家庭使用鼠药。2010 年 1—6 月份 11 户家庭使用了鼠药。

(1)鼠药剂型:145 户农村居民中,21 户使用过母液,占 14.5%,14 户使用过鼠药诱饵,占 9.7%。E 区有 26.2%(17/65)的农户使用过鼠药母液,见表 12-11。

表 12-11　2009 年 1 月—2010 年 6 月 A 市农村地区 145 户家庭鼠药使用情况

区名	使用母液		使用诱饵		合计	
	户数	比例(%)	户数	比例(%)	户数	比例(%)
E($n=65$)	17	26.2	7	10.8	21*	32.3
B($n=35$)	0	—	1	2.9	1	2.9
C($n=25$)	4	16.0	5	20.0	9	36.0
D($n=20$)	0	—	1	5.0	1	5.0
合计($n=145$)	21	14.5	14	9.7	32	22.1

* 有 3 户同时使用了母液和诱饵

(2)使用时间:鼠药的使用时间集中在每年的 3—5 月份(图 12-15)。2009 年 A 市鼠密度最高的月份为 2、3 和 4 月份。鼠药使用时间与鼠密度高的月份一致(图 12-16)。

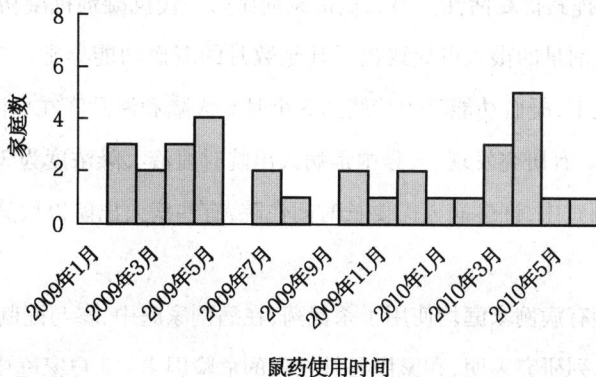

图 12-15　2009 年 1 月—2010 年 6 月 A 市农村地区 145 户家庭鼠药使用时间

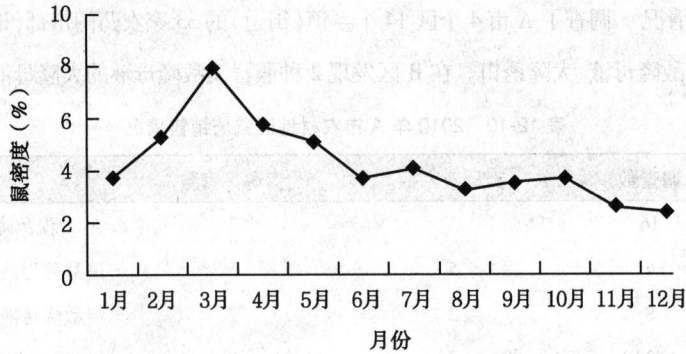

图 12-16　2009 年 A 市鼠密度监测结果

（3）鼠药使用场所：2009 年 1 月—2010 年 6 月，A 市农村地区主要的灭鼠场所为家中（16户）、田地（13 户）、养殖场（9 户）和房屋周围（1 户），部分家庭同时在多处灭鼠。

（4）鼠药来源：使用鼠药的 32 户农户，鼠药的来源主要是购买（78.0%，25/32）和有关部门发放（22.0%，7/32）。25 户购买鼠药的农户中，16 户（64.0%）在农药门市部购买，4 户（16.0%）在流动摊贩处购买，5 户（20.0%）在菜市场地摊购买。

（5）鼠药储存场所：32 户使用鼠药的家庭中，有 8 户（25.0%）一次性将鼠药用完。19 户（59.4%）将鼠药放于家中，3 户（9.3%）存放于单独的储存间，有 2 户（6.2%）使用一次之后丢弃。

问题 10：流行病学研究方法在突发性事件研究中有何作用？

问题 11：传染病与非传染病暴发调查工作有哪些不同之处？

（七）结语

溴敌隆和大隆属于第二代抗凝血剂鼠药，与第一代抗凝剂杀鼠灵同属华法林类。这类杀鼠药的机理是通过抑制维生素 K 环氧化物还原酶而切断维生素 K 的循环利用，依赖维生素 K 的凝血蛋白的谷氨酸残基便无法进行羧基化，结果使肝脏合成的 II、VII、IX、X 因子缺少由谷氨酸残基组成的 Gla 区，不能发挥其抗凝活性。第二代抗凝剂比第一代抗凝剂抗凝功能更强，吸收以后在体内存留时间更长，大剂量的摄入可导致数天甚至数月的凝血功能异常。有的病例甚至在输血和维生素 K_1 治疗情况下，凝血功能障碍持续达 3 个月。大隆和溴敌隆在血液中半衰期是杀鼠灵的 60 倍，约 19~60 天。有研究发现，大隆中毒病人出院时血液大隆浓度为 320ng/ml，6 星期后浓度为 31ng/ml。本次调查中，许多病人需要长时间住院，有些病人出院以后又复发，需要多次住院治疗。

本次调查表明，所有病例家庭均使用了杀鼠药；在病例家庭中，参与配制、投放鼠药母液的人全部发病；家庭内的队列研究表明，在家用餐是发病的危险因素。5 户家庭中，3 户在发病前 3 个月内使用杀鼠药，虽然其余 2 户是在发病前 4~9 个月内使用过杀鼠药，但发病前家中均储存杀鼠药，可能是回忆偏倚导致未调查出发病前 3 个月内的杀鼠药接触史。动物实验表明,用 0.05mg/kg 第一代抗凝剂杀鼠灵连续 3 天接触皮肤,可导致小鼠凝血酶原时间延长,表明杀鼠灵通过皮肤进入血液循环系统,而大隆和溴敌隆毒力是杀鼠灵的 200 倍。

　　抗凝血杀鼠药中毒者常因不明原因出血而就诊。有文献表明,其首次误诊率约 80%。一旦出现了症状,需住院治疗,否则会出血不止,甚至有生命危险。因此,临床医生应该对这种药物中毒有足够的了解,并应该对当地群众加强健康教育,敦促不明原因出血的病人及早就医,以避免贻误治疗时机。建议禁止向个人或家庭销售高浓度的抗凝血鼠药母液,在农村地区加强抗凝血鼠药中毒症状、途径和防护以及抗凝血鼠药使用方法的健康教育。

　　(感谢绍兴市疾病预防控制中心方益荣主任医师提供案例)

(么鸿雁　李　群　范引光　叶冬青)

实习 13

消毒技术及效果评价

【目的】 掌握疫源地消毒常用的消毒剂及其使用方法;传染病疫源地消毒的原则;了解常用的消毒技术与用途,疫源地消毒效果的评价方法。

【时间】 3~6学时

一、常用消毒技术

(一) 常用的消毒方法

【课题一】 常用消毒方法汇总见表13-1,观察各类消毒方法的示教设备、药品。

表 13-1 常用消毒技术、主要适用范围和设备及药品

分类	主要方法名称		主要适用范围	主要设备及药品名称
物理	热力消毒	干热消毒法	手术器械、玻璃器皿、粉末、油脂类等	电热干烤箱
		焚烧灭菌法	被病原体污染的价值低廉的衣物、纸张及细菌接种环等	焚烧炉
		压力蒸汽灭菌法	手术器械、医疗器械、玻璃器皿、培养液等	压力蒸汽灭菌器
		煮沸消毒法	餐具、奶瓶、瓶塞等耐煮物品及一般金属器械	煮锅
		巴氏消毒法	乳制品等食品工业	巴氏消毒柜、巴氏消毒机
	紫外线消毒		物体表面及空气的消毒	紫外线灯、紫外臭氧消毒柜
	电离辐射消毒		医疗用品、化妆品等	医用高压电离消毒杀灭器
	微波消毒		食品、餐具等	微波干燥杀菌机
	等离子体消毒		玻璃器材、不耐热器材、医疗器械物品等	等离子灭菌器
	超声波消毒		液体或在液体中的物品	医用超声波清洗消毒器
	过滤除菌		液体、空气	过滤器

续表

分类	主要方法名称	主要适用范围	主要设备及药品名称
化学	含氯消毒剂	日常生活饮用水、污水、食品加工工具、容器及污染场所	漂白粉、次氯酸钠、二氧化氯、二氯异氰尿酸钠
	过氧化物类消毒剂	医疗器械、物品表面、饮用水、污水、空气、便器等卫生用具	过氧乙酸、过氧化氢、臭氧、二氧化氯
	醛类消毒剂	医疗器械、传染病疫源地、实验室物品等	戊二醛、福尔马林（40%甲醛水溶液）
	烷基化气体消毒剂	医学消毒、工业灭菌	环氧乙烷
	醇类消毒剂	皮肤、物品表面、医疗器械	乙醇、异丙醇
	酚类消毒剂	物体表面、卫生防疫处理等	苯酚、煤酚皂溶液（来苏儿）
	含碘消毒剂	创面、医疗器械、物品等	碘酊、碘附
	胍类消毒剂	皮肤黏膜及创面、物品等	氯己定（洗必泰）
	季铵盐类消毒剂	创面、食具、织物等	苯扎溴铵（新洁尔灭）
生物	抗菌植物药、噬菌体和质粒消毒、生物酶	烧伤创面、空腔卫生、食品、餐具、卫生洁具等	某些抗菌植物药,溶菌酶、蛋白酶、脂肪酶、淀粉酶

问题 1：消毒方法有哪些,请举例说明。选择消毒方法的基本依据是什么?

问题 2：工作人员使用物理、化学等消毒方法进行消毒时,应如何做好个人防护?

问题 3：何谓消毒与灭菌? 何谓消毒剂与灭菌剂?

问题 4：使用消毒剂时有哪些注意事项?

（二）常用消毒剂的配制与有效成分含量的测定

【课题二】　消毒剂浓度的表示方法及常用消毒剂的配制与稀释

消毒剂溶液浓度的表示应以有效成分的含量为准,以 mg/L 或 mg/kg 为主,采用百分数表示。

1. 液体和液体之间为体积百分数,即 100ml 溶液中含消毒剂若干 ml,或 100ml 消毒剂中含有效成分若干 ml。

2. 固体和固体之间为质量百分数,用"%"表示,即 100g 消毒剂中含有效成分若干 g。

3. 对固体和液体之间采用质量浓度表示(mg/L、g/L 等),即 1L 溶液中含消毒剂若干 mg 或 g,或 1L 消毒剂中含有效成分若干 mg 或 g 等。

4. 气体中消毒剂含量,以消毒剂有效成分在气体中的含量为准,一般以 mg/L 或 g/m^3 为单位表示。

计算公式:

$$V = \frac{C' \times V'}{C}$$

原药为液体时：$X = V' - V$

原药为固体时：$X = V'$

式中：C 为使用说明书中标识的消毒剂原液的有效成分含量（浓度）

V 为所需消毒剂原药（液）的量（克或者毫升）

C′为欲配制消毒剂使用液的的有效成分含量（浓度）

V′为欲配制消毒剂使用液的体积（毫升）

X 为所需稀释水的体积

问题 1：某含氯消毒剂的有效氯含量为 50 000mg/L，拟配制有效氯含量为 1000mg/L 的消毒剂溶液 10L，应取消毒剂原液和加水各多少升？

问题 2：2013 年夏季某地发生水灾，为防止肠道传染病的流行，使用漂白粉对灾区生活饮用水进行消毒。要消毒 2m³ 生活用水，用含有效氯为 25% 的漂白粉，使加氯量达到 3mg/L，应该怎样配制消毒液？

问题 3：某地欲进行餐具消毒，如何应用 20% 的过氧乙酸原液配制成 5000mg/L 的过氧乙酸 20 000ml？

问题 4：某小区欲进行二次供水的消毒，现有水箱 1 个，装水 30m³，若加氯量为 2mg/L，用量为 40% 的饮水消毒片进行消毒，每片 1g，需要加入多少片？如何进行消毒？

【课题三】 主要消毒剂有效成分含量的测定

1. 有效氯含量的测定

（1）试剂：2mol/L 硫酸、100g/L 碘化钾与 5g/L 淀粉等溶液。配制并标定 0.1mol/L 硫代硫酸钠滴定液。

（2）实验步骤：①精密吸取液体含氯消毒剂适量，使其相当于有效氯约 0.6g，置 100ml 容量瓶中，加蒸馏水至刻度，混匀。对固体含氯消毒剂，精密称取适量使其相当于有效氯约 0.6g，置烧杯中以蒸馏水溶解，转入 100ml 容量瓶中。称量杯及烧杯需用蒸馏水洗 3 次，洗液全部转入容量瓶。②向 100ml 碘量瓶中加 2mol/L 硫酸 10ml，100g/L 碘化钾溶液 10ml 和混匀的消毒剂稀释液 10.0ml。此时，溶液出现棕色。盖盖振摇混匀后加蒸馏水数滴于碘量瓶盖缘，置暗处 5 分钟。打开盖，让盖边缘蒸馏水流入瓶内。用硫代硫酸钠滴定液滴定游离碘，边滴边摇匀。待溶液呈淡黄色时加入 5g/L 淀粉溶液 10 滴，溶液立即变蓝色。继续滴定至蓝色消失，记录用去的硫代硫酸钠滴定液总量，并将滴定结果用空白试验校正。重复测 2 次，取 2 次平均值进行计算。③因 1mol/L 硫代硫酸钠滴定液 1ml 相当于 0.03545g 有效氯，按下式计算有效氯含量：

固体样品中有效氯含量： $X(\%) = \dfrac{c \times V_{st} \times 0.03545}{m} \times 100\%$

液体样品中有效氯含量： $X(g/L) = \dfrac{c \times V_{st} \times 0.03545}{V} \times 1000$

式中:X 为有效氯含量,%或 g/L;c 为硫代硫酸钠滴定液浓度,mol/L;V_{st} 为滴定用去硫代硫酸钠滴定液体积,ml;m 为碘量瓶中所含消毒剂原药质量,g;V 为碘量瓶中含液体消毒剂原液体积,ml。

2. 过氧乙酸($C_2H_4O_3$)含量的测定

(1)试剂:2mol/L 硫酸、100g/L 碘化钾、0.01mol/L 高锰酸钾、100g/L 硫酸锰、30g/L 钼酸铵与 5g/L 淀粉。配制并标定 0.05mol/L 硫代硫酸钠滴定液。

(2)实验步骤:①精密吸取样品适量,使其相当于过氧乙酸约 0.7g,于 100ml 容量瓶中用蒸馏水稀释至刻度,混匀。②向 100ml 碘量瓶中加 2mol/L H_2SO_4 5ml,100g/L $MnSO_4$ 3 滴,精密加入混匀的过氧乙酸稀释液 5.0ml,摇匀并用 0.01mol/L $KMnO_4$ 溶液滴定至溶液呈粉红色。随即加 100g/L KI 溶液 10ml 与 30g/L 钼酸铵 3 滴,摇匀并用 0.05mol/L $Na_2S_2O_3$ 滴定液滴定至淡黄色。加入 5g/L 淀粉溶液 3 滴,溶液立即变成蓝色,继续用 $Na_2S_2O_3$ 滴定至蓝色消失,记录 $Na_2S_2O_3$ 滴定液的总用量。重复测 2 次,取 2 次平均值进行计算。③因 1mol/L 硫代硫酸钠 1ml 相当于 0.03803g 过氧乙酸,按下式计算。

$$X(g/L) = \frac{c \times V_{st} \times 0.03803}{V} \times 1000$$

X 为过氧乙酸含量,g/L;c 为硫代硫酸钠滴定液的浓度,mol/L;V_{st} 为滴定中用去的硫代硫酸钠滴定液的体积,ml;V 为碘量瓶中所含过氧乙酸样液体积,ml。

问题 1:消毒剂有效成分含量测定目的是什么？如何测量次氯酸钠溶液有效氯的含量？该方法的基本原理是什么？

问题 2:配制含氯消毒剂和过氧乙酸消毒剂时有哪些注意事项？

（三）消毒喷雾器的使用方法

【课题四】　背负式喷雾器和机动式喷雾器的使用

1. 背负式喷雾器的使用

(1)安装:按照使用说明书正确安装喷雾器各零部件。塑料喷雾器各连接部位不要旋得过紧,以免破裂。

(2)试喷:在桶内加少量清水,打气到一定压力后试喷,检查各连接处是否漏气、漏水,喷雾是否正常。

(3)装消毒液:严格按照消毒液使用的注意事项配制消毒液,将配好的消毒液过滤后倒入桶内,液面不能超过标准线,以保证桶内有一定的空间储存压缩气体。

(4)打气:抓好泵体并旋紧至不漏气、不漏水时即可打气。有的喷雾器压力达到一定程度时自动排气,没有排气设备的则气压不宜太足。

(5)喷雾:可根据被喷物体大小调节开关,使喷头按要求上下或左右喷雾。

2. 机动式喷雾器的使用

(1) 准备:检查各部位安装是否正确、牢固,检查油路系统是否通畅。

(2) 启动:在油箱内加入按规定配制并经沉淀过滤的混合油,打开燃料油门开关,启动拉线门开关至 1/2~1/3 位置,适当调节阻风门,按压加油针直至出油,启动拉绳,将启动轮向上缓拉 3~5 次使混合油进入气箱,最后迅速拉动即可启动,启动后将主风门打开。

(3) 试喷:确认发动机及风门正常运转之后应先加清水试喷,检查各连接处有无渗漏,喷门和各个部位工作是否正常。

(4) 喷雾操作:将药液加入箱内,药液不要太满,盖盖。加药液时,可使发动机低速运转。适当调整发动机油门,使其达到额定转速并稳定工作。打开喷液开关,药液呈雾状喷出。

问题: 如何对背负式喷雾器和机动式喷雾器进行维护保养?

二、疫源地消毒及效果评价

(一) 疫源地消毒常用的消毒剂及使用方法

【课题五】

1. 含氯消毒剂的使用方法(表 13-2)

表 13-2　含氯消毒剂的适用对象、使用方法及剂量

消毒对象		使用方法	对污染物的使用剂量		
			芽孢污染物	分枝杆菌及亲水病毒污染物	细菌繁殖体及亲脂病毒污染物
物体表面		擦拭浸泡喷洒	10~15g/L 有效氯作用 2 小时,用量 100~300mL/m²	1~2g/L 有效氯作用 1 小时,用量 100~300mL/m²	0.5~1g/L 有效氯作用 1 小时,用量 100~300ml/m²
餐(饮)具		浸泡	5~10g/L 有效氯作用 1 小时	1~2g/L 有效氯作用 0.5 小时	500mg/L 有效氯作用 0.5 小时
排泄物、呕吐物	稀薄排泄物呕吐物	浸泡	1L 加漂白粉 50g 或 20g/L 有效氯消毒剂溶液 2L 搅匀放置 6 小时	1L 加漂白粉 50g 或 20g/L 有效氯消毒剂溶液 2L 搅匀放置 2 小时	2L 加漂白粉 50g 或 20g/L 有效氯消毒剂溶液 2L 搅匀放置 2 小时
	成型粪便		50g/L 有效氯消毒剂溶液 2 份加于 1 份粪便中,混匀后,作用 6 小时	50g/L 有效氯消毒剂溶液 2 份加于 1 份粪便中,混匀后,作用 2 小时	
	尿液		每 1L 加入漂白粉 5g 或次氯酸钙 1.5g 或 10g/L 有效氯消毒剂溶液 100ml 混匀放置 6 小时	每 1L 加入漂白粉 5g 或次氯酸钙 1.5g 或 10g/L 有效氯消毒剂溶液 100ml 混匀放置 2 小时	每 2L 加入漂白粉 5g 或次氯酸钙 1.5g 或 10g/L 有效氯消毒剂溶液 100ml 混匀放置 2 小时

续表

消毒对象		使用方法	对污染物的使用剂量		
			芽孢污染物	分枝杆菌及亲水病毒污染物	细菌繁殖体及亲脂病毒污染物
尸体		铺垫喷洒	前处理:用有效氯 20g/L 含氯消毒液浸泡的纱布堵住开放口,用纱布包裹全身再用消毒液喷湿,尽快火化	前处理:用有效氯 10g/L 含氯消毒液浸泡的纱布堵住开放口,用纱布包裹全身再用消毒液喷湿,尽快火化	前处理:用有效氯 5g/L 含氯消毒液浸泡的纱布堵住开放口,用纱布包裹全身再用消毒液喷湿,尽快火化
			埋葬尸体的消毒处理:两侧及底部用消毒剂干粉喷洒厚达 3~5cm 漂白粉,棺外底部铺垫厚 3~5cm 漂白粉		
污水	疫点污水	投加	10L 污水加入 50g/L 有效氯含氯消毒剂溶液 400ml,或加漂白粉 80g 作用 4~6 小时 余氯不低于 100mg/L	10L 污水加入 50g/L 有效氯含氯消毒剂溶液 200ml,或加漂白粉 40g 作用 1~2 小时 余氯不低于 10mg/L	10L 污水加入 20g/L 有效氯含氯消毒剂溶液 100ml,或加漂白粉 8g 作用 1 小时 余氯为 4~6mg/L
	疫区污水		有效氯 1~1.5g/L 作用 4~6 小时 余氯不低于 10mg/L	有效氯 500~1000mg/L, 作用 1~2 小时 余氯为 4~6mg/L	有效氯 80~100mg/L 作用 1~2 小时 余氯为 4~6mg/L
衣物		浸泡	有效氯 2g/L 的含氯消毒溶液 作用 2 小时	有效氯 1g/L 的含氯消毒溶液 作用 1 小时	有效氯 500mg/L 的含氯消毒溶液 作用 0.5 小时
病人剩余食物		浸泡	50g/L 有效氯的含氯消毒剂溶液(20%漂白粉乳剂)浸泡消毒 6 小时	50g/L 有效氯的含氯消毒剂溶液(20%漂白粉乳剂)浸泡消毒 2 小时	
果蔬		浸泡	有效氯 2~5g/L 的含氯消毒剂溶液 作用 6 小时,消毒后丢弃	有效氯 1~2g/L 的含氯消毒剂溶液 作用 0.5 小时,消毒后丢弃	有效氯 500mg/L 的含氯消毒剂溶液作用 0.5 小时,消毒后将残留消毒剂冲净
生活饮用水		投加	如发现污染,应参照疫区污水进行消毒处理,消毒后的水按污水进行排放处理,不得饮用		5~10mg/L 有效氯作用 0.5 小时 余氯为 0.5mg/L

2. 过氧化物消毒剂的使用方法(以过氧乙酸为例,表 13-3)

3. 含碘消毒剂的使用方法　含碘消毒剂可用于结核分枝杆菌、细菌繁殖体、病毒污染的手和皮肤的消毒处理。手消毒可用 5g/L 有效碘的碘附,擦拭 2 遍,作用 1~3 分钟。皮肤消毒可用 2~5g/L 有效碘的碘附或 20g/L 有效碘的碘酊,擦拭 2 遍,作用 1~3 分钟。

表 13-3　过氧乙酸消毒剂的适用对象、使用方法及剂量

消毒对象	使用方法	对污染物使用的消毒方法、用量、时间		
		芽孢污染物	分枝杆菌及亲水病毒污染物	细菌繁殖体及亲脂病毒污染物
物体表面	擦拭浸泡喷洒	10g/L 过氧乙酸 作用 2 小时 用量 100~300ml/m²	5g/L 过氧乙酸 作用 1 小时 用量 100~300ml/m²	
	气溶胶喷雾	20g/L 过氧乙酸 作用 1~2 小时 用量 8ml/m³	20g/L 过氧乙酸 作用 1 小时 用量 8ml/m³	
	熏蒸	150g/L 过氧乙酸加热蒸发，用量按 20ml/m³（3g/m³）计算 熏蒸作用 2 小时	150g/L 过氧乙酸加热蒸发 用量按 7ml/m³（1g/m³）计算 熏蒸作用 1~2 小时	
空气	熏蒸	150g/L 过氧乙酸加热蒸发 用量按 20ml/m³（3g/m³）计算 熏蒸作用 2 小时	150g/L 过氧乙酸加热蒸发，用量按 7ml/m³（1g/m³）计算 熏蒸作用 1~2 小时	150g/L 过氧乙酸加热蒸发，用量按 7ml/m³（1g/m³）计算 熏蒸作用 1 小时
	气溶胶喷雾	5g/L 过氧乙酸 作用 2 小时 用量 20ml/m³	5g/L 过氧乙酸 作用 1 小时 用量 20ml/m³	
餐、饮具	浸泡	5g/L 过氧乙酸 作用 2 小时	5g/L 过氧乙酸 作用 1 小时	5g/L 过氧乙酸 作用 0.5 小时
排泄物分泌物	浸泡	20g/L 过氧乙酸与被消毒物搅拌均匀 作用 6 小时	20g/L 过氧乙酸与被消毒物搅拌均匀 作用 2 小时	20g/L 过氧乙酸与被消毒物搅拌均匀 作用 1 小时
尸体	喷洒浸泡	口、鼻、耳、肛门、阴道要用浸过 5g/L 过氧乙酸溶液棉球堵塞，再用 5g/L 过氧乙酸溶液浸湿的布单严密包裹，尽快火化		
衣物	浸泡	5g/L 过氧乙酸 作用 2 小时	5g/L 过氧乙酸 作用 1 小时	5g/L 过氧乙酸 作用 0.5 小时
果蔬	浸泡	5g/L 过氧乙酸作用 2 小时	5g/L 过氧乙酸作用 0.5 小时	

4. 醇类消毒剂的使用方法　醇类消毒剂可用于细菌繁殖体污染的手和皮肤的消毒处理。手和皮肤消毒可用 75% 乙醇溶液，揉搓或擦拭 1~3 分钟。

5. 其他消毒剂的使用方法　含溴类消毒剂可用于芽孢污染物、分枝杆菌及亲水病毒污染物以及细菌繁殖体污染物的消毒处理。季胺类消毒剂可用于细菌繁殖体污染的物体表面的消毒处理。使用剂量为 2g/L，作用时间为 15 分钟。胍类消毒剂可用于细菌繁殖体污染的物体表面的消

毒处理,使用剂量为 2~5g/L,作用 10~15 分钟。甲醛可用于被污染设施和大型设备的消毒处理。

　　问题 1:如何根据污染病原体的种类与抗力来选用消毒剂?

　　问题 2:若在非典型肺炎流行期,公共场所如果曾出现过可疑病人,将如何应用含氯消毒剂和过氧乙酸消毒剂进行消毒?

　　问题 3:2013 年 4 月 20 日 8 时 02 分,四川省雅安市芦山县(北纬 30.3,东经 103.0)发生了 7.0 级地震。如果是你带队前往该地,将如何做好生活饮用水和饮食具的消毒工作?

　　(二) 传染病疫源地消毒原则

　　【课题六】 甲类传染病疫源地消毒原则

　　1. 鼠疫疫点和疫区消毒

　　(1)室内环境表面与空气的消毒:可用 2000~5000mg/L 过氧乙酸,或含有效氯 1000~2000mg/L 消毒液,按 300ml/m² 对病人居室内进行喷雾消毒;也可使用酚类消毒剂或季铵盐消毒剂等进行消毒。

　　(2)污染用具的消毒:对污染的一般耐热、耐湿物品,如被罩、玩具等可煮沸 15 分钟,蒸汽或压力蒸汽按常规消毒;或含有效氯(或有效溴)1000~2000mg/L 消毒液浸泡消毒 1~2 小时。

　　(3)病人的排泄物、分泌物的消毒:患者的排泄物、分泌物、呕吐物等应有专门容器收集,用含有效氯 20 000mg/L 消毒液,按粪、药比例 1∶2 浸泡消毒 2 小时;若有大量稀释排泄物,应用含有效氯 70%~80% 漂白粉精干粉,按粪、药比例 20∶1 加药后充分搅匀,消毒 2 小时。

　　(4)其他污染物品的消毒:对污染的含水分高的食物,应加热消毒后废弃;对污染的干燥食物或粮食须加热消毒后废弃。污染的垃圾、生活废物,猫、狗等窝垫草等应焚烧杀灭病原体。

　　(5)尸体处理:因患鼠疫死亡的病人尸体,应由治疗病人的医疗机构或当地疾病预防控制机构负责消毒处理。

　　(6)室内外环境处理:对被鼠疫患者污染的室内外环境应进行消毒、灭鼠、灭蚤和捕杀染病动物。

　　2. 霍乱疫点和疫区消毒

　　(1)患者排泄物、分泌物等的消毒:稀便或呕吐物消毒按稀便及呕吐物与消毒剂以 10∶1 的比例加入漂白粉干粉(含有效氯 25%~32%);成型粪便按粪、消毒剂比例 1∶2 加入含有效氯 10 000~20 000mg/L 含氯消毒液,经充分搅拌后,作用 2 小时。

　　(2)环境表面消毒:应先消毒再清除明显的排泄物;对泥土地面应刮去污染表土后再用含有效氯 2000~5000mg/L 含氯消毒剂或 5000mg/L 过氧乙酸消毒;对非泥土地面用 1000~2000mg/L 有效氯或 2000mg/L 过氧乙酸消毒;其用量按地面性质不同而异,一般最低用量为 100~200ml/m²,最高可用 1000ml/m²,以喷洒均匀、透湿、不流水为限。

　　(3)用具消毒:对耐热耐湿物品,可加热煮沸 15 分钟或压力蒸汽灭菌,也可用 1000mg/L 有效氯的含氯消毒剂浸泡 1~2 小时,或使用季铵盐类消毒剂等进行消毒。对不耐热不耐湿物品,可用环氧乙烷消毒柜处理。对耐湿物品,可用含有效氯 1000~2000mg/L 消毒液或 2000mg/L 过氧乙酸浸泡 30 分钟或擦拭表面消毒。对污染的精密仪器等物品可用乙醇、季铵盐类消毒剂擦拭消毒。

(4)餐饮具的消毒:患者用后的餐饮具应煮沸消毒 15~30 分钟以上,或流通蒸汽消毒 30 分钟。也可用 0.5%过氧乙酸溶液或有效氯 250~500mg/L 含氯消毒剂溶液中浸泡 30 分钟以上,再用清水洗净。

(5)饮用水消毒:集中式供水出厂水余氯量不得低于 0.5mg/L,末梢水余氯量不得低于 0.05mg/L。分散式供水应在盛水容器内按 1~5mg/L 有效氯消毒剂进行消毒,要求作用 30 分钟后,余氯量应达 0.5mg/L。

(6)污水消毒:可采用次氯酸钠、液氯、二氧化氯、臭氧消毒污水。若污水已排放出去,应对污水沟进行分段截流加氯消毒,常用药物及浓度应根据污水有机物含量投加有效氯 20~50mg/L 的含氯消毒剂,作用 1.5 小时后,余氯应大于 6.5mg/L。

问题:承担疫源地消毒任务的单位,应根据工作需要和条件配备哪些消毒和防护用品?对传染病疫区进行消毒操作时,又有哪些注意事项?

【课题七】　乙、丙类疫源地及其他传染病疫源地消毒原则

1. 经消化道途径传播的乙、丙类传染病疫源地消毒原则

(1)室内环境表面的消毒:用有效氯 1000~2000mg/L 含氯消毒液或 2000mg/L 过氧乙酸消毒液依次作喷雾消毒,用量为 200~300ml/m²;对抵抗力较低的细菌繁殖体,也可使用季铵盐类和酚类消毒剂进行消毒;有芽孢污染时,应使用 5000mg/L 有效氯或 5000mg/L 过氧乙酸消毒溶液喷雾消毒。

(2)被污染饮食用具的消毒:含有效氯 250mg/L 消毒液浸泡 30~60 分钟,或煮沸消毒 15 分钟。

(3)饮用水的消毒:饮用水消毒后应符合 GB5749 的要求。

(4)污水的消毒:有污水处理站的,应达到 GB18466 要求后排放。没有污水处理设施的,可加入含氯消毒剂消毒 90 分钟,余氯量应达到 6.5mg/L。

(5)被污染用品、用具的消毒:可按霍乱中相应方法处理;有芽孢污染时可以使用 ≥2000mg/L 的含氯消毒剂浸泡或擦拭消毒 2 小时。

(6)剩余食物的消毒:煮沸 1 小时或焚烧,可疑食物不得饲养家畜。

(7)排泄物、分泌物等的消毒:按照鼠疫中排泄物、分泌物的消毒方法处理;但对肝炎患者粪便等的消毒需用含有效氯 10 000mg/L 消毒液按粪:药为 1:2 加入,搅拌作用 6 小时,对稀便可按 5:1 加入漂白粉(有效氯含量 25%~32%)。

(8)尸体的处理:病人和畜类尸体均应经严密包裹后火化或深埋。炭疽病人用过的治疗废弃物和有机垃圾应全部焚烧。

2. 经呼吸道途径传播的乙、丙类传染病疫源地消毒原则　经呼吸道途径传播的肺炭疽、肺结核、白喉、传染性非典型肺炎等传染病病源污染的室内空气,地面墙壁、用具等按鼠疫相关的要求进行消毒处理。肺炭疽病家的空气可采用过氧乙酸熏蒸,药量 $3g/m^2$,置于搪瓷或玻璃器皿中加热熏蒸 2 小时,熏蒸前应关闭门窗,封好缝隙,消毒完毕后开启门窗通风;亦可采用气溶胶喷雾消毒法,用2%过氧乙酸 $8mL/m^3$,消毒 1 小时。

3. 经皮肤、黏膜传播的乙、丙类传染病疫源地消毒原则

(1)环境、用具消毒:用次氯酸钠或二氯异氰尿酸钠等含氯制剂进行喷洒、浸泡、擦拭消毒,药液有效氯含量按污染轻重和性质可用 1000～2000mg/L;污染的血液和排泄物用最终含量为 5000～10000mg/L 有效氯,作用 20～60 分钟后及时冲洗。

(2)手及皮肤、黏膜消毒:受抵抗力低的细菌繁殖体和亲脂病毒污染时,可用速干手消毒剂;受抵抗力较强的亲水病毒、分枝杆菌污染时,可用碘附、3%过氧化氢消毒剂;对受到芽胞污染应充分洗手,必要时用 0.2%过氧乙酸或碘酒进行消毒。

(3)衣物制品的消毒:同鼠疫相关消毒方法。

(4)皮毛等不耐湿热物品的消毒:最好选用环氧乙烷熏蒸,药量为 600mg/L,30～40℃,相对湿度60%,消毒 48 小时。

4. 其他传染病疫源地消毒原则　对新发传染病,不明原因传染病的疫源地消毒,应根据流行病学特点和危害程度的不同按甲、乙和丙类传染病疫源消毒原则的相关要求进行消毒处理。

问题 1:2009 年某地发生了甲型 H1N1 流感流行,为了控制医院内甲型 H1N1 流感传播,医疗机构必须采取哪些适宜的消毒技术?

问题 2:某市向阳区一所托幼机构发生水痘暴发,如果你前往该市指导消毒工作,对该市其他托幼机构如何进行环境和物品的预防性消毒?

(三) 疫源地消毒效果评价

【课题八】

1. 疫源地消毒效果评价的总体要求　为了保证消毒质量,确保传染病病原体被彻底杀灭,有效地阻止传染病的传播流行,需要进行疫源地消毒效果的评价。消毒效果评价最有效的方法是直接检查被消毒物品上是否还有病原体存在,但由于有些病原体很难分离,所以通常采用对消毒前后的指示微生物(如金黄色葡萄球菌、大肠杆菌、枯草杆菌黑色变种芽胞、白色念珠菌、乙型肝炎表面抗原等)进行检查的间接方法来评价各种消毒措施对疫源地中被污染对象的消毒效果,以作为是否达到消毒合格的依据。消毒效果评价的对象包括物品表面、衣物类、排泄物、分泌物、呕吐物、空气等。

2. 采样及检查方法

（1）物体表面微生物检查：①消毒前采样：以规格板采样，用无菌湿棉签涂抹表面 $100cm^2$ 面积，剪去与手接触部分的棉棒，将棉签放入 10ml 所用消毒剂对应的中和剂中摇匀，中和 10 分钟后，振打 80 次或用混匀器混匀备用。对不适宜用规格板采样的物体表面（如门把手等）可按实际面积采样。②消毒后采样：消毒至设定的时间后，在消毒前采样点附近的类似部位进行棉拭涂抹采样，其余步骤和方法与消毒前采样相同。③取消毒前、后样本不同稀释倍数的洗脱液 1.0ml 接种平皿，将冷至 40~45℃ 的熔化营养琼脂培养基每皿倾注 15~20ml，37℃ 恒温培养箱 48 小时，计数菌落数，必要时分离致病性微生物。

$$物体表面菌落总数(CFU/cm^2) = \frac{平均每皿菌落数 \times 采样液稀释倍数}{采样面积(cm^2)}$$

（2）空气微生物检查：①消毒前采样：室内面积不超过 $30m^2$，在对角线上设里、中、外三点，里、外点位置距墙 1m；室内面积超过 $30m^2$，设东、西、南、北、中五点，周围 4 点距墙 1m。采样时，将含平板计数琼脂培养基的平板（直径 9cm）置采样点（约距离地面 0.8~1.5m），并避开空调、门窗等空气流通处，打开平皿盖，使平板在空气中暴露 5 分钟。若使用裂隙式或筛孔式（Anderson）采样器采样时，采样器置室内中央 1.0m 高处。②消毒后采样：空气消毒达到规定的时间后，在消毒前采样的相同位置另放一组琼脂培养基平板。放置方法和暴露时间与消毒前采样相同。同时取 2 个未经采样的琼脂培养基平板作为阴性对照。③将消毒前、后的样本和阴性对照样本，尽快送实验室，送检时间不得超过 6 小时，若样品保存于 0~4℃ 条件时，送检时间不得超过 24 小时。将采好样的平板盖盖，于 37℃ 培养箱中培养 48 小时，观察菌落生长情况，计数菌落形成单位（CFU），并计算自然菌消亡率和消毒杀菌率。

$$N_x = \frac{50000N}{A \times T}$$

Nx：空气中细菌总数，单位为菌落形成每立方米（CFU/m^3）

A：平板面积，单位为平方厘米（cm^2）；

T：平板暴露于空气中的时间，单位为分钟（min）；

N：平板平均菌落数，单位为菌落形成单位（CFU）。

自然菌消亡率
$$N_t = \frac{V_0 - V_t}{V_0} \times 100\%$$

消毒杀菌率
$$P_t = \frac{V_0'(1-N_t) - V_t'}{V_0'(1-N_t)} \times 100\%$$

N_t：空气中细菌自始至 t 时的自然消亡（沉降或死亡）率；

P_t：空气中消毒杀灭率，%；

V_0：对照组处理前空气含菌量，单位为菌落形成单位（CFU）；

Vt:对照组处理后空气含菌量,单位为菌落形成单位(CFU);

V′₀:试验组处理前空气含菌量,单位为菌落形成单位(CFU);

Vt′:试验组处理后空气含菌量,单位为菌落形成单位(CFU)。

(3)排泄物、分泌物、呕吐物微生物检查:取消毒前、后样品 10g 或 10ml,加到 100ml 无菌生理盐水中,振打 80 次或混匀器混匀,于中和肉汤管中培养。将消毒前、后的样品 4 小时内送实验室,进行活菌培养计数以及相应致病菌与相关指标菌的分离与鉴定。

$$排泄物呕吐物含菌量(CFU/g \text{ 或 } CFU/\text{ml}) = \frac{KN}{WV}$$

K:稀释量;

N:平板上菌落数(CFU);

W:试验样本重量或体积(g 或 ml);

V:接种量(ml)。

(4)其他检查方法:溶血性链球菌检查、金黄色葡萄球菌检查、沙门菌检查、志贺菌检查、铜绿假单胞菌检查、大肠杆菌检查、乙型肝炎表面抗原检查可参照相应标准执行。

3. 结果评价　随时消毒的消毒合格判定标准为自然菌消亡率应≥90%。终末消毒评价中,经物体表面消毒后,自然菌消亡率应≥90%;排泄物、分泌物消毒后,不应检出病原微生物或目标微生物;被病原微生物污染的血液等消毒后,不应检出病原微生物或目标微生物;空气消毒后,不应检出指示微生物或目标微生物;自然菌消亡率应≥90%。

问题 1:哪些因素会影响消毒效果?

问题 2:某地一处活禽摊位发生了一起 H7N9 禽流感疫情,当地有关工作人员对疫源地采取了消毒措施,请你设计一个评价消毒效果的方案。

问题 3:用某消毒剂对气雾柜内空气消毒 10 分钟,试验组消毒前空气含菌量为 100 000 CFU/m³,消毒后为 50 CFU/m³;对照组处理前空气含菌量为 90 000 CFU/m³,处理后为 50000 CFU/m³。请计算该消毒剂作用 10 分钟对空气中微生物的杀灭率。

(李 鑫　赵亚双)

媒介生物控制

【目的】　熟悉媒介生物控制的原理与方法;学习制订控制媒介生物的方案。

【时间】　3 学时

一、媒介生物控制技术

媒介生物是指作为人类传染病传染源的啮齿类动物以及传播媒介的节肢动物。许多与媒介生物相关的传染病,目前缺少疫苗,存在抗药性或产生抗药性的危险性逐步增加,因此媒介生物的控制发挥着关键作用。

(一) 杀虫

1. 概述　杀虫是指杀灭或消除作为传染病传播媒介的节肢动物(包括昆虫纲、玉蛛形纲)。杀虫必须标本兼治,采用综合措施才能达到目的,治标就是消灭节肢动物生长发育的各个阶段,治本就是消灭节肢动的孳生条件或孳生地。目前有六类病原体可经节肢动物传播,包括病毒、立克次体、细菌、螺旋体、原虫、蠕虫,传播方式分为机械传播和生物传播。常见的防制方法如下:

(1)环境防制:环境防制就是消除媒介生物的生长、繁殖和生存条件。环境防制是杀虫最彻底的方法。环境防制是通过对环境的管理来实现的,需要在政府领导下有组织、有步骤地进行才能奏效。

(2)生物防制:生物防制是指直接或间接地使用天敌或天敌的代谢产物,主要包括捕食性天敌(如食蚊鱼等)、寄生物(如线虫等)和病原体(如细菌等),防制包括人类疾病媒介在内的有害生物。其特点是:①作用特异性强,有时只对一种或者几种媒介生物有效,对非靶生物和有益生物无害;②不污染环境;③对人类无害且有利于生态平衡。

(3)物理防制:物理防制是利用器械、高温、灯光、电等物理因子杀虫或防虫的方法。如拍打、捕捉、清扫、堵树洞、火烧、煮沸、水烫、蒸汽、紫外线等。

(4)化学防制:化学防制是综合防制中的重要组成部分,即用杀虫剂进行防制。杀虫剂是一类对昆虫具有毒杀作用的天然或人工合成的有毒化学物质。

　　根据进入虫体的途径可分为触杀剂、熏杀剂、肠毒剂(胃毒剂)和内吸。常用化学杀虫剂往往具有多种作用。①触杀剂:该类药物与昆虫接触后溶解于表皮的类脂质中,而后深入真皮、神经末梢、血、淋巴起到杀虫作用。在卵期和蛹期,其外壳与虫体之间有一层空隙,药物往往难以侵入,因而触杀剂一般不起作用。该类药物有除虫菊等。②熏杀剂:该类药物以烟雾或蒸气状态,经呼吸系统侵入虫体而起杀虫作用。如敌敌畏。③肠毒剂:该类药物与诱饵一起进入昆虫胃肠道系统而起杀虫作用。如敌百虫。有些药物可喷洒于土壤或植物并被植物的根、茎、叶吸收,昆虫在吸取含有药物的组织或汁液后中毒死亡。动物口服或注射了某些药物后,由于排泄缓慢,在一定时间内,血液中含有一定浓度的杀虫剂,当昆虫叮咬、吸血时中毒死亡。这些经过植物、动物杀虫的药物往往称为内吸杀虫剂。④内吸剂:该类药物被宿主吸收后,分布在其体液内,害虫通过吸食宿主体液而中毒身亡。

　　目前我国常用的杀毒剂有有机磷类、氨基甲酸酯类、拟除虫菊酯类、有机氟类、昆虫生长调节剂等,见表 14-1。

表 14-1　常见的化学杀虫剂种类及特点

分类	主要品种	杀虫性能及特点
有机氯类	六六六、二二三、甲氧二二三、三氯杀虫酯等	主要是有触杀、胃毒等。杀虫谱广,残效期长,毒性低,但性质稳定,环境中不易分解,可在人畜体内蓄积引起慢性中毒,因此多数被禁用
有机磷类	敌百虫、敌敌畏、敌敌畏钙、马拉硫磷、倍硫磷双硫磷、地亚农等	作用方式多样,有胃毒、触杀和熏杀作用。高效光谱,易分解,对环境污染小、生物体无蓄积作用
氨基甲酸酯类	恶虫威、西维因、混灭威、速灭威、巴沙、双乙威、混杀威等	触杀为主,兼有胃毒、内吸。速效性能好、击倒快,且持效期短、毒性低,易分解
拟除虫菊酯类	除虫菊素、烯丙菊酯、生物烯丙菊酯、苄呋菊酯、胺菊酯、甲醚菊酯、氯菊酯、戊菊酯、杀灭菊酯等	主要为触杀作用。速效性好、击倒力强,低毒、低残留,害虫易产生抗药性
有机氟类杀虫剂	氟虫胺、氟虫腈、伏蚁腙、氟磺酰胺	主要是胃毒和触杀作用
昆虫生长调节剂类	除虫脲、灭幼脲、氟虫脲、吡丙醚等	干扰个体发育,使其生活能力降低、死亡,进而灭绝。对人畜安全,不污染环境
植物杀虫剂	烟碱、鱼藤酮、印楝素、川楝素、苦皮藤素、胡椒酰胺等	可通过胃毒、触杀或熏杀等发挥作用。高效、低毒、易分解、低残留

　　问题 1:什么是杀虫剂? 其作用于媒介节肢动物的方式有哪些?

　　问题 2:除了化学防制外,还有哪些媒介节肢动物的防制措施?

2. 杀虫剂配制

（1）液体杀虫剂（乳油、悬挂剂、水乳剂）配制稀释溶液

$$X = C_1 / C_2 - 1$$

其中 C_1 为杀虫剂的浓度，C_2 为需配制浓度，X 为 1 份杀虫剂应加水的份数。

（2）可湿性粉剂配制溶液

$$m = C_2 / C_1 \times V$$

其中 m 为可湿性粉剂需要量（kg），C_2 为配制药液的浓度（%），C_1 为可湿性粉剂浓度（%），V 为配制药液的体积（L）。

问题 1： 用 80% 的敌敌畏乳油配制 0.4% 的药液，每千克乳油需加多少水？

问题 2： 用奋斗呐（可湿性粉剂）做喷洒，原药浓度 5%，杀虫剂使用浓度 0.03%，喷雾器容量为 5000ml，则需杀虫剂重量为多少？

问题 3： 强力沙丁（高效氯氰菊酯）5% 粉剂，规格 500 克/袋，配制浓度为 1∶300，施药量为 100ml/m²，则每袋药的施药面积为多少？

（二）灭鼠

灭鼠是指消灭能作为人类传染源的啮齿动物。灭鼠不仅指消灭啮齿目中家栖和野栖鼠类，也包括兔形目、食虫目中的一些种类。啮齿动物是数量最多的哺乳类动物，种类多、数量大、分布广、与人关系密切。资料表明，全世界共有啮齿类 1687 种，其中有 1515 种与疾病有关，传播至少 35 种疾病，主要有野兔热、钩端螺旋体病、鼠咬热、破伤风、假结核杆菌感染、沙门菌病、病毒性脑炎、东方马脑炎、西方马脑炎、口蹄疫、狂犬病、恙虫病、肾综合征出血热、地方性斑疹伤寒、Q 热、血吸虫病、弓形体病、旋毛虫病等。除了能传播疾病外，啮齿类还盗吃粮食、损害庄稼，破坏森林、堤坝、建筑物等，造成重大经济损失。

常见灭鼠的方法包括化学法、器械法、生物法和生态法（表 14-2）。

表 14-2　常见灭鼠方法

分类	主要方法	使用范围	主要设备或药品
化学法	毒饵法	使用范围广，较常用	急性杀毒剂如磷化锌、毒鼠磷、灭鼠优、溴敌隆等；慢性灭鼠剂如杀鼠灵、敌鼠钠盐、杀鼠醚等
	毒气法	特殊环境，如仓库、船舶、火车等地，不适用大面积农田和草原灭鼠	常用毒气有氯化苦、二氧化硫、溴甲烷、磷化氢等
器械法	鼠夹、捕鼠笼	常用于鼠类区系调查	—
	粘鼠板	使用方便，一年四季各种环境均可使用，捕获的活鼠可供科研、医药、检验用	—
	电子捕鼠器	常用于食品厂、食物库、种子库、大厨房等	—

续表

分类	主要方法	使用范围	主要设备或药品
生物法	天敌灭鼠	正常年份对鼠类有一定控制作用	鹰、蛇、鼬、狐
	微生物灭鼠	应用范围广,牧场、农田、森林、住宅等均可应用,且不造成环境污染,但长期接代培养中,可出现变种,威胁人畜安全	鼠伤寒菌等
	肉毒梭菌毒素灭鼠	对人畜比较安全,可制成毒饵撒于各种环境	—
生态法	断鼠粮、不提供栖息环境	城镇乡村灭鼠	—
	灌溉、植树造林	草原鼠害	—
	大面积种植、常除草,清除、堵塞农田附近鼠洞	农田鼠害	—

问题 1:灭鼠方法有哪些种类? 其应用范围是什么?

灭鼠效果调查方法有很多:堵洞查盗开洞法、夹日法、鼠迹法等。根据试验要求和鼠的生物学特性,可选用不同的方法。如鼠迹法适用于居民区、养禽畜场或库房内灭鼠效果的调查。灭鼠前后在场所内撒适量滑石粉块(20cm×20cm),根据阳性率计算灭鼠效果。阳性点是指有鼠迹的。

$$灭鼠率=\frac{灭鼠前阳性率-灭鼠后阳性率}{灭鼠前阳性率}×100\%$$

问题 2:某库房内灭鼠,灭鼠前滑石粉块 150 块,阳性点 140 块,灭鼠后仍撒 150 块滑石粉,阳性点 10 块,请分析灭鼠效果。

二、课题讨论

【课题一】　2005—2013 年××县疟疾监测点调查结果分析

1. 基本情况　该县官山镇疟疾监测点共 12 个行政村、21 个自然村,覆盖人口 30 609 人,其中小学生 1820 人;耕地总面积为 47 102 亩,人均 1.54 亩,其中水田面积为 37 006 亩,旱地面积为 10 096 亩,大牲畜为 700 头,人均 0.02 头。农药使用量平均为每亩 1.00kg。人均 GDP 为 7680 元,人均年纯收入 4808 元,以平原为主,年平均气温为 15.0℃,年平均降雨量为 925.5mm,5～10 月平均相对湿度为 75.5%。农药使用量平均为每亩 1.0kg。有 1 个乡镇卫生院,拥有乡镇医务人员 56 人,防保医生有 8 人,12 个行政村有 52 名村医生。

该县历史上曾是疟疾高发地区。1960 年和 1971 年曾发生两次疟疾暴发流行,严重危害了人民群众的身体健康。通过多年开展群防群治,取得了显著的效果,至 1986 年疟疾发病率已降至

1/万以下,达到部颁基本消灭疟疾标准;1992 年通过基本消灭疟疾验收。从 2001 年开始,受全球气候变暖和、人口流动频繁等多种因素影响,疟疾疫情出现回升,疟疾防治形势较为严峻。

问题 1:如果你是当地疾控人员,根据以上基本内容,你接下来将做什么调查?

2. 资料的调查与收集　该县疾控中心调查了官山镇居民近年疟疾发病情况、居民防蚊设施使用情况,并进行了媒介按蚊及病原学监测。

(1)疟疾发病情况和个案调查结果:2005—2013 年共发生疟疾病例 42 例,分别为 5 例、0 例、20 例、10 例、5 例、2 例、0 例、0 例、0 例。病例发病高峰集中在 8 月上旬;42 例中男性 24 例,女性为 18 例;42 例均为新发病例;年龄分布为小于 10 岁 0 例,10～19 岁的 12 例,20～29 岁的 1 例,30～39 岁的 3 例,40～49 岁的 7 例,50～59 岁的 15 例,60 岁以上的 4 例;42 例中农民为 26 例,学生 12 例,民工 3 例,家务 1 例;文化程度文盲、小学、初中、高中分别为 17 例、8 例、10 例和 7 例。从发病时间到诊断时间最长为 10 天,最短的 1 天,平均为 4.1 天;42 例病例通过镜检阳性明确诊断的有 40 例,临床诊断 2 例;本地人口本地感染病例 34 例,8 例本地人口外地感染。42 例全部进行了正规治疗。

(2)血检及抗体检测结果:9 年间累计监测人数为 327 463,血检 13 507 人,平均血检率为 4.12%,检出疟原虫阳性 40 人,平均阳性率为 0.30%。

2005—2011 年共采集小学生滤纸血膜 2267 人份,阳性 43 人,阳性率为 1.90%。2011 年阳性率最低,为 1.29%,2008 年阳性率最高,为 3.95%。

(3)媒介监测结果:清晨 50 顶蚊帐内按蚊叮人率:6 年清晨 50 顶蚊帐内按蚊平均叮人率为 0.37 只/人夜。2006 年叮人率最高,为 0.72 只/人夜,2010 年叮人率最低,为 0.14 只/人夜。

半通宵(通宵)帐内人饵诱捕中华按蚊叮人率:每月在固定监测村庄的居民区与蚊虫孳生地之间观察 2 次(6 次),9 年共捕获中华按蚊 1175 只,平均叮人率为 5.34 只/人夜。2006 年叮人率最高,为 13.75 只/人夜,2011 年叮人率最低,为 1.76 只/人夜。每年蚊媒季节消长都呈从 6 月中旬开始密度逐渐上升,到 7 月中旬达到高峰,然后逐渐下降。

(4)居民防蚊设施使用情况:2005—2009 年中共走访调查 15 个行政村,4832 户,12 643 人,拥有纱门纱窗 3864 户,纱门纱窗使用率为 79.97%。使用蚊帐数 6151 顶,使用蚊帐人数为 10 781 人,蚊帐使用率为 85.27%,平均帐内为 1.75 人;经常使用蚊香、杀虫剂灭蚊分别为 4278 户(占 88.53%)和 3845 户(占 79.57%)。调查中发现,纱门纱窗、蚊香和杀虫剂使用率逐渐上升趋势,而蚊帐使用率逐年下降。

问题 2:你对该疫区拟采用什么防制措施?

问题 3:从本研究中取得了哪些经验教训?

3. 综合防制措施　大力宣传卫生知识,采用电视、广播宣传杀虫知识,提高群众灭蚊知识和积极性。分类举办培训班,掌握专业杀虫技术,指导群众实施灭蚊虫工作。在疫区组织专业队伍与群众进行拉网式翻盆倒罐,清除积水,整治环境卫生,铲除伊蚊滋生场所,以切断疟疾媒介的传播途径。用敌敌畏、高效氟氯氰菊酯悬浮剂或强力克敌等杀虫剂,对室内实行滞留喷洒,室外环境采取空间喷洒。对流行严重的村庄,每户居民发放气雾剂实行室内喷雾;对废弃不能填埋的古井、水泥池、积水池、排水沟等,投放长效灭蚊膏杀灭幼虫。做好个人防护,提倡居家客厅、卧室安装纱门(窗)、悬挂蚊帐、点燃蚊香等防蚊驱蚊措施。在疟疾流行区的所有中小学校,为全体在校学生发放驱蚊露,涂抹裸露皮肤。

与此同时,建立与健全疫情监测报告网络;定期为政府提供不同月份病媒的密度指数状况及疫情发展趋势分析资讯;开展蚊媒种群生态学调查研究;强化环境治理为主、喷药灭蚊为辅的综合防制措施。

问题 4:该市采取的蚊虫防制措施中,哪些属于环境防制? 哪些属于物理防制? 哪些属于化学防制?

问题 5:在进行了蚊虫综合防制之后,是否也需要进行灭蚊效果考核? 如果需要,请你制订一个考核方案。

【课题二】　多种方法现场灭鼠比较

新疆维吾尔自治区实验动物研究中心为了比较多种方法的现场灭鼠效果,为今后灭鼠工作提供科学依据,于 2015 年 9-11 月在实验动物中心成品库采用连续投放粘鼠板进行灭鼠,原料库采用溴敌隆毒饵灭鼠法,生产车间采用鼠夹法,普通级动物饲养室采用捕鼠笼法,观察灭鼠前后的鼠密度变化。具体如下:

1. 方法

(1)粉迹法测定鼠密度:用布粉框沿鼠类活动频繁的墙边均匀布撒厚约 1mm 的滑石粉粉块,16:00-18:00 布放,次晨检查,排除非鼠因素破坏的粉块数。鼠密度计算公式:鼠密度(%)= 阳性粉块数/有效粉块总数×100。

(2)物理灭鼠法:采用可折叠粘鼠板(20cm×35cm,自带诱饵)、鼠笼法和鼠夹法 3 种物理灭鼠方法。捕鼠器械均围绕饲料堆或墙根排放,在每张粘鼠板中心位置放上引诱剂,投放密度为 2 张/15m^2,在鼠类活动高峰期(20:00-21:30)前布放,布放完成后关闭仓库照明,次晨工作人员携带替补器械巡视,发现粘到老鼠后将粘鼠板合并,击毙后连同粘鼠板带出库房并在原位置再布放 1 块粘鼠板,替换下来的鼠笼、鼠夹清理老鼠后洗净备用。将当夜捕获鼠类进行统计、分类〔褐家鼠以<50g 为幼体,50~90g 为亚成体,>90g 为成体〕后统一送至医疗废物中心处理。该项工作连续进行,直至连续 3 天未再捕到鼠类为止。

(3)化学灭鼠法:药液由新疆维吾尔自治区 CDC 消杀灭科配制。①前期准备:原料库 1 采用溴敌隆药液法进行灭鼠,把海绵放入小瓷盘中,将配制好的溴敌隆药液(0.005%)倒入海绵中至饱和,备用;原料库 2 采用溴敌隆湿饵法进行灭鼠,将适量玉米浸泡在溴敌隆毒水(0.005%)中 6

小时,备用;原料库 3 采用溴敌隆干饵法,将溴敌隆药液浸泡过夜的玉米毒饵晾干,备用。②投药方式:3 种毒饵分别投放到 3 个原料库,原则上均沿墙根或原料垛的隐蔽处连续投放,每 5~7m 投放毒饵盒 1 个,两种浸泡过的玉米饵料每盒投放 30g,每天检查毒饵摄食情况并及时补充,按"吃多少、补多少、吃光加倍"的原则补充毒饵,药液法每次补充至海绵饱和即可。持续观察至连续 3 天既无盗食又无死鼠时结束灭鼠工作。每天 20:00-21:30 前完成布放,次晨检查收集死鼠,统计盗食量,确定盗食点。

对照区选在距普通级动物饲养室最近的一间原料库,对照区与其他试验区环境条件相似,试验前 1 年均未进行灭鼠,封闭对照区与试验区鼠类所有的取食、进出通道,且对照区不投放任何灭鼠药械,18 天后采用粉迹法测定鼠密度。以校正灭鼠率评价灭鼠效果,计算公式:校正灭鼠率(%)=(投药区灭鼠前鼠密度×对照区灭鼠后鼠密度-投药区灭鼠后鼠密度×对照区灭鼠前鼠密度)/(投药区灭鼠前鼠密度×对照区灭鼠后鼠密度)×100。

2. 结果

(1)现场灭鼠效果(图 14-1)

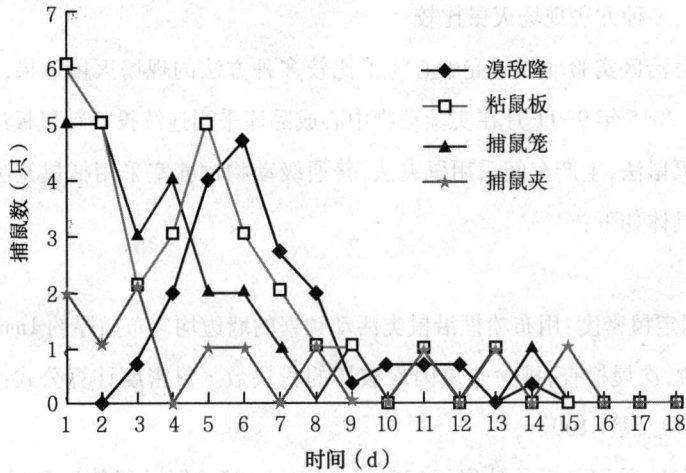

图 14-1　现场 4 种方法灭鼠效果

问题 1:我们从上述结果中可以得到什么?

(2)鼠密度监测结果(表 14-3)

表 14-3　新疆维吾尔自治区实验动物研究中心不同区域灭鼠前后鼠密度

灭鼠地点	药械	灭鼠前			灭鼠后			校正灭鼠率(%)
		有效粉块数	阳性粉块数	鼠密度(%)	有效粉块数	阳性粉块数	鼠密度(%)	
原料库 1	溴敌隆湿液	6	4	66.7	6	0	0	100
原料库 2	溴敌隆湿饵	6	6	100.0	6	0	0	100

续表

灭鼠地点	药械	灭鼠前			灭鼠后			校正灭鼠率（%）
		有效粉块数	阳性粉块数	鼠密度（%）	有效粉块数	阳性粉块数	鼠密度（%）	
原料库 3	溴敌隆干饵	6	4	66.7	6	0	0	100
成品库房	粘鼠板	8	3	37.5	8	1	12.5	50
饲养室	鼠笼	8	6	75.0	8	1	12.5	75
生产车间	鼠夹	10	3	30.0	10	1	10.0	50
对照区	—	8	3	37.5	8	2	25.0	—

问题 2：通过对灭鼠前后鼠密度及校正灭鼠率的观察，我们得到哪些启示？

（李　曼　刘殿武）

遗传流行病学

【目的】 了解遗传流行病学的研究思路,初步具备辨析遗传因素在疾病形成中所起作用的能力。

【时间】 3 学时

一、家族聚集性研究

慢性阻塞性肺疾病(chronic obstructive pulmonary disease,COPD)简称慢阻肺,是以持续气流受限为特征的可以预防和治疗的疾病。根据患者的高危因素史、临床症状、体征等,并排除其他已知的气流受限疾病,支气管舒张试验 [第 1 秒用力呼气容积(FEV_1)/用力肺活量(FVC)]×100%<70%者,即可诊断为 COPD。

COPD 是呼吸系统疾病中的常见病之一,患病率和死亡率均居高不下。1992 年在我国北部和中部农村地区对 102 230 名成年人进行的调查显示,COPD 的患病率为 3%。近年来对我国 7 个地区 20 245 名成年人进行调查,发现 40 岁以上人群的 COPD 患病率为 8.2%。在美国,COPD 已成为第四大死亡原因,其死亡率在近 20 年内未见有下降。因肺功能进行性减退,严重影响患者的劳动力和生活质量,COPD 已造成了巨大的社会和经济负担。根据世界银行/世界卫生组织发表的研究,预计至 2020 年时 COPD 将占世界疾病经济负担的第五位。

【课题一】 已有充分的证据表明,吸烟是一个极为重要的 COPD 致病因素,COPD 患者中约有 85%为长期吸烟者。但有随访研究也发现,长期吸烟者仅有 15%~20%会患 COPD,其余的大部分人即使终身吸烟,亦未患 COPD。

问题 1:这段材料对 COPD 的病因学研究有何提示?

问题 2:若想证明你的假设,你认为应如何开展研究?

2002—2004 年,我国 7 省市(北京市、上海市、广东省、辽宁省、天津市、重庆市和陕西省)进行了一项调查,该调查采用多阶段分层整群随机抽样方法,按城乡分层,分别在 7 个省/市分阶段(市-县/区-镇/街道)随机抽取一个农村镇和一个城市街道,然后在镇和街道内整群随机抽取自然村和居委会,村和居委会内户籍登记≥40岁的常住人口均入选调查,共调查20 245名居民。

按照统一的 COPD 流行病学调查问卷对调查对象进行面对面询问。问卷内容包括:人口学信息(如性别、年龄、教育程度、身高、体重等)、COPD 潜在的危险因素(如吸烟、生物燃料烟雾暴露、职业粉尘烟雾接触等)、COPD 相关症状(如咳嗽、咳痰、气短等)、生命质量评估、诊断及防治状况等、COPD 相关疾病(包括慢性支气管炎、肺气肿、支气管哮喘和 COPD)家族史(父母或同胞兄弟姐妹之一患有慢性支气管炎、肺气肿、支气管哮喘或 COPD 之一者被认为有 COPD 相关疾病家族史,否则为无 COPD 相关疾病家族史)。

统一采用英国迈科有限公司生产的 MicroLoop 肺功能仪,对 20 245 名居民进行肺通气功能检测。(FEV$_1$/FVC)×100%<70%者,行支气管舒张试验,若支气管舒张后(FEV$_1$/FVC)×100%<70%,再行 X 线胸片和心电图检测。

整个调查获得研究单位伦理委员会的批准,每位参与者签署知情同意书并获得检查结果。

问题 3:该研究属于哪一种流行病学研究方法,为什么?

问题 4:本次调查中"COPD 相关疾病家族史诊断标准"合适吗? 可以从哪些方面进一步完善?

问题 5:本次调查可以获得哪些方面的数据? 如何利用这些数据判断 COPD 是否存在家族聚集性?

问题 6:如果 COPD 存在家族聚集性,那么可以采用什么方法分析这种现象是因为暴露于共同的生活环境所致,还是由于生物学的遗传易感性? 还是由于教养传递所致?

【课题二】 云南省宣威县 COPD 的死亡率是全国平均水平的两倍多。金永堂等在宣威县确定了 206 名 COPD 的先证者。以当地同性别、不同姓氏、同种族、同职业、年龄相差±2 岁,以及有相同燃烟煤史及吸烟史,且无肺部疾患史者作为对照。先证者与对照者均需从小居住在本区。根据 COPD 先证者和对照分别确定了 206 个 COPD 先证者的核心家系及 206 个对照的核心家系(由一级亲属即父母与兄弟姐妹两代人组成)。所有 COPD 患者均由县级以上医院诊断。调查员按统一要求进行封闭式的询问调查,收集先证者及其父母、兄弟姐妹,对照及其父母、兄弟姐妹的资料。主要包括一般情况、肺部疾病史、燃烟煤情况及吸烟情况等。经过分析发现,两组家系成员的平均年龄、性别构成、职业构成、经济文化状况和燃烧烟煤的年平均量及吸烟暴露史的差异均为 $P>0.05$。两组家系亲属患 COPD 的危险性情况如表 15-1 所示。

问题 1:试说出研究人员在宣威这个燃烟煤地区选择研究对象的优势是什么。

问题 2:根据表 15-1 中现有数据,将空格内的数据计算出来并填入表内。根据表 15-1 的信息,你能得出哪些结论?

表 15-1 两组家系亲属患 COPD 的危险性

同先证者的亲缘关系	COPD	先证家系	对照家系	OR(95%CI)
父亲	患	72	39	
	不患	134	167	
母亲	患	65	49	
	不患	141	157	
双亲	患			
	不患			
兄弟	患	49	20	
	不患	223	234	
姐妹	患	26	8	
	不患	137	162	
同胞	患			
	不患			
全部直系亲属	患			
	不患			
全部男性	患			
	不患			
全部女性	患			
	不患			

金永堂等在不同吸烟状态下,进一步分析两组家系亲属患 COPD 的情况。结果表明,在不吸烟的状况下,先证家系亲属患 COPD 的危险性是对照家系亲属的 2.51 倍($P<0.01$)。吸烟的两组家系亲属中,先证家系的亲属患 COPD 的危险性显著增高,是对照家系亲属的 3.15 倍($P<0.05$)。另外,还发现先证家系的亲属患肺癌的危险性是对照家系亲属的 4.78 倍($P<0.01$)。

问题 3: 你从这段材料中能够得到什么启示?

二、遗传因素研究

【课题三】 COPD 患者肺功能的丧失基于两个病理生理机制:一是细胞外蛋白酶的释放引起肺实质的破坏,导致肺气肿;二是外周气道的炎症合并水肿,过度分泌黏液和纤维化导致气道狭窄,阻力增加。基于对病理遗传机制的理解,目前研究的候选基因主要是参与水解、抗水解氧化和抗氧化炎症反应有毒物质代谢气道高反应性和主动防御机制等的基因。表 15-2 总结了迄今为止至少有 3 篇阳性结果文献的 COPD 候选基因。

表 15-2　COPD 候选基因（发表阳性报道数至少 3 篇）

病生机制	基因名	位点	基因缩写	OMIM 编号
水解和抗水解	酯酶抑制剂 1（α1-抗胰蛋白酶）	14q32.1	PI(SERPINA1)*	107400
	1-抗糜蛋白酶丝氨酸蛋白酶抑制物 A 簇 3 蛋白	14q32.1	SERPINA3*	107280
	酯酶抑制剂 7	2q33-q35	PI7(SERPINE2)	177010
	基质金属蛋白酶 9	20q11.2-q13.1	MMP9	120361
	裂解素-金属蛋白酶 33	20p13	ADAM33	607114
氧化和抗氧化	谷胱甘肽-S-转移酶 M1	1p13.3	GSTM1*	138350
	谷胱甘肽-S-转移酶 P1	11q13	GSTP1*	134660
	谷胱甘肽-S-转移酶 T1	22q11.2	GSTT1	600436
	微粒体环氧化物酶	1q42.1	EPHX1*	132810
	血红素氧合酶	22q12	HMOX1*	141250
	超氧化物歧化酶 3	4p15.3-p15.1	SOD3	185490
炎症与炎症介质	维生素 D 结合蛋白	4q12	GC*	139200
	转化生长因子-β	19q13.1	TGFβ1*	190180
	肿瘤坏死因子	6p21.3	TNF*	191160
	白细胞介素 10	1q31-q32	IL10*	124092
	α-淋巴毒素	6p21.3	LTA	153440
表面活性物质	表面活性蛋白-B	2p11-12.1	SFTPB*	178640
主动防御机制	主要组织相容性复合体	6p21.3	HLA	142800
	囊性纤维化跨膜传导调节因子	7q31.2	CFTR*	602421
气道高反应	β2 肾上腺素能受体	5q32-q34	ADRB2	109690

* 阳性报道数在 5 篇以上

目前普遍公认的 COPD 易感性遗传标志是酯酶抑制剂 1 基因（protease inhibitor 1,PI）。研究人员已经明确 ZZ 型纯合子与 COPD 之间具有显著的相关性,即 PI 的 ZZ 型纯合子的个体体内 α_1-抗胰蛋白酶含量不足,机体不足以产生足够的 α_1-抗胰蛋白酶来抑制蛋白水解保护肺,这种特异性的功能弱点导致了 COPD。PI 变异可使 COPD 患病风险增加 6～50 倍,是目前报道的最高风险。但在所有 COPD 患者中,PI 变异的比例不足 1%。

问题 1:在多因子遗传病中,那些外显率较高,对多因子遗传病的易患性影响较大的基因被称为主基因。主基因可以是完全显性、不完全显性基因,也可以是隐性基因。你认为 PI 基因是 COPD 的主基因吗?

问题 2:该课题对 COPD 遗传因素的研究提供了哪些有价值的信息?

问题 3：试分析众多研究者探索 COPD 基因易感性的目的。

在多因子遗传病中，遗传基础和环境因素的共同作用决定了一个个体是否易于患某种疾病，这种易于或不易于患病的属性变量称为易患性（liability）。在多因子遗传病中，遗传对易患性所起作用的大小程度称为遗传度（heritability，h^2）。遗传度可用公式 15-1 表示：

$$h^2 = \frac{因遗传因素所引起的差异}{(遗传因素+环境因素)引起的差异} \times 100\% \qquad （公式 15\text{-}1）$$

遗传度越高，说明遗传因素在某病发病中的作用越重要。因此，对某些多因子疾病的遗传度进行估计，可以较好地区分在该病发生中遗传与环境因素的相对作用。

遗传度的计算大致可分为两种方法，一种是根据群体与患者亲属中疾病的频率估计遗传度，一种是以双生子法估计遗传度。

【课题四】 Truls 等利用丹麦、瑞典的双生子登记系统数据分析同卵双生子（monozygotic，MZ）和异卵双生子（dizygotic，DZ）的 COPD 病例一致率（concordance）。结果如表 15-3 所示。

$$病例一致率 = \frac{2C}{2C+D} \qquad （公式 15\text{-}2）$$

C 是都为患者的双生子对的数量，D 是患病不一致的双生子对的数量。

$$h^2 = \frac{C_{MZ} - C_{DZ}}{1 - C_{DZ}} \qquad （公式 15\text{-}3）$$

C_{MZ} 和 C_{DZ} 分别是同卵双生子和异卵双生子的病例一致率。

表 15-3　丹麦与瑞典双生子对中 COPD 的患病情况

	不一致双生子对	一致双生子对	病例一致率	遗传度
丹麦				
MZ	52	6		
DZ	194	7		
瑞典				
MZ	97	12		
DZ	374	16		

问题 1：根据公式 15-2、15-3，计算表 15-3 中丹麦、瑞典的 COPD 病例一致率和遗传度。

问题 2：本例所获得的遗传度是否就是只有遗传因素所起的作用，为什么？

问题 3：如果某种疾病的遗传度为 50%，能不能说某个患者的发病一半由遗传因素决定，一半由环境因素决定？

双生子研究是一种简单的分析遗传和环境因素的方法。因为 MZ 在遗传学上是完全相同的，所以 MZ 之间的表型差异必定是受环境因素的影响。而 DZ 间和全同胞一样平均共享 50% 的基因。研究者可以通过比较 MZ 和 DZ 之间的患病一致性（为质量性状时）或相关系数（为数量性状时)来评估环境和遗传因素的相对重要性。对分开抚养的双生子的研究,理论上可以减少遗传因素影响证据的不确定性。

【课题五】　Kawakami Y 等研究了 20 对 MZ 青少年[平均年龄,(16.2±1.1)岁]、11 对 DZ 青少年[平均年龄,(16.7±0.7)岁]和 20 对 MZ 成年人[平均年龄,(38.7±9.3)岁],发现 DZ 的 FVC、FEV_1/FVC、50%肺活量时最大呼气流量 V_{50}、V_{50}/FVC、25%肺活量时最大呼气流量 V_{25}、功能残气量 FRC 等指标的对内方差显著高于同卵双生子。成人 MZ 的 V_{50}、V_{25} 两项指标的对内方差与青少年 MZ 相似。

Redline 等对 252 对成人 MZ 和 162 对成人 DZ 及他们的亲属进行了研究。在校正性别、体重、身高、当前的吸烟状况等因素后,FEV_1 在共享 100% 相同基因的 MZ 之间的相关系数是 0.71;在享有 50% 相同基因的亲属对(同胞、亲子、DZ)之间是 0.16~0.29;在享有 25% 相同基因的亲属对之间是 0.09~0.27;在享有 12.5% 相同基因的亲属对之间是 0.06,在无血缘关系的家庭成员间是 -0.14~0.14。FVC 的相关性与 FEV_1 极为相似。对被动吸烟的一致性、家庭成员之间探访的频率进行分层分析后,上述相关性并未受到影响。

Hankins 等对自小分离(平均分离年龄 3.8 月)的 15 对 MZ 和一对单卵子三胞胎进行肺功能检查。结果显示,如果 MZ 双方吸烟史相似,他们的肺功能也相似;如果 MZ 其中一方吸烟而另一方不吸烟,则 MZ 对之间的肺功能相差较大。

问题 1:上述材料在生物遗传因素和环境因素方面都提供了哪些信息? 从中你能得出什么结论?

问题 2:根据前面 5 个课题的资料,你认为 COPD 是单基因遗传病、多基因遗传病,还是多因子遗传病? 请说出你的理由。

三、疾病防制

【课题六】　COPD 的发生是多种环境因素与机体多种遗传因素长期相互作用的结果。目前已知的环境因素包括:吸烟,职业粉尘和化学物质,空气污染,病毒、支原体、细菌等感染,等等。

问题:根据本章所有课题提供的信息,结合三级预防的观点,试从个体、家系、群体角度说明如何预防 COPD。

(汪心婷　贾存显)

实习 16

分子流行病学应用

【目的】 通过课题讨论,加深对分子流行病学应用的了解;通过实验操作,熟悉分子流行病学检测方法。

【时间】 3~6 学时

一、分子流行病学常用检测方法

1. **核酸图谱分析** 核酸图谱是指从生物标本中提取的核酸物质,经过电泳分离和染色,可显示出分子量不等的条带,一种生物标本所显示的多个特定条带构成一种谱型。由于这种谱型代表生物的某些遗传特征,并且在一定时间和环境中是比较稳定的,因此分析不同生物的核酸图谱,可以确定它们的特征和相互关系。常用的核酸图谱分析有:①质粒图谱分析:质粒是一种可以自身复制的染色体外 DNA。大多数细菌都携带有质粒,但菌株特性不同,所含质粒的种类多少不等、大小不一。细菌质粒可以在菌株之间传递,这种传递并不一定只在同种细菌之间进行。细菌耐药性的传递大多是通过耐药质粒传递实现的。因此,分析细菌的质粒图谱可以确定菌株性质、质粒传递规律,进之研究传染源、传播途径、防制措施及效果评价等问题。②病毒 RNA 节段图谱分析:大多 RNA 病毒可以通过提取其遗传物质进行电泳分离和染色,进之确定其遗传特性,如常用的轮状病毒核酸图谱分析,就是对轮状病毒进行分析检定的有效手段。其基本步骤是:核酸提取、核酸分离和核酸检测鉴定。③核酸限制性酶切图谱分析是对同一 DNA 用不同的限制酶进行切割,从而获得各种限制酶的切割位点,由此建立的位点图谱有助于对 DNA 的结构进行分析。限制性核酸内切酶分析技术是病原变异、毒株鉴别、分型及了解基因结构和进行流行病学研究的有效方法。

2. **核酸分子杂交** 根据 DNA 和 RNA 的结构和特性我们可知,DNA 是由两条碱基互补双链组成的,而 RNA 虽然是单链分子,当与碱基序列互补的 DNA 单链相遇时,也可形成杂合双链(DNA/RNA)。核酸分子杂交是指 DNA 单链或 RNA 单链与碱基互补而来源于不同核酸分子的单链 DNA 进行结合。用于检测 DNA 的核酸分子杂交主要有原位杂交、斑点杂交和转印杂交。

用于检测 RNA 的转印杂交称为 Northern blotting。固相核酸分子杂交的基本方法是先将核酸单链分子吸附固定于一定的固相载体上,如硝酸纤维素滤膜等,然后根据核酸双链的变性、复性原理,将已标记的变性 DNA 探针(probe)与载体上的单链核酸分子进行杂交结合,通过对核酸探针的检测来确定被测 DNA 或 RNA 的存在与否及其分子特征。原位杂交是将生物标本中的 DNA 直接吸附固定于载体上,然后与核酸探针进行杂交;斑点杂交是将提纯的 DNA 吸附固定于载体上,再与核酸探针进行杂交。Southern 杂交是将提纯的 DNA 分子进行限制性核酸内切酶消化,然后将电泳分离的 DNA 片段变性为单链并转印到特定载体上,与核酸探针进行杂交。Northern 杂交与 Southern 杂交的原理基本相同,只是被检测的是 RNA。比较常用的核酸分子杂交是原位杂交和 Southern 杂交。近两年来发展起来的基因芯片技术是将标记的探针固定在载体上,然后进行待测基因检测,一块很小的基因芯片一次可测上百上万个基因。

3. 聚合酶链反应　聚合酶链反应(PCR)是体外模拟生物体内 DNA 复制过程的一种核酸体外扩增技术或称基因体外扩增技术,已广泛应用于生物和医学研究的各个领域。其基本原理是双链 DNA 在一定条件下(如高温 100℃)变性为单链,在消除上述条件后,碱基互补的单链又可复性为双链,人工合成的寡核苷酸引物如果与互补链复性,则在四种碱基存在和一定的环境条件下,DNA 聚合酶以原来的单链 DNA 为模板,按碱基互补的原则使寡核苷酸链延伸,从而体外合成新的 DNA 互补单链。一个双链 DNA 分子经过 n 个循环的扩增,就可以达到 2^n 个双链分子。因此,PCR 技术具有极高的灵敏度和特异度。

4. 酶联免疫吸附测定　酶联免疫吸附测定(ELISA)指将可溶性的抗原或抗体结合到聚苯乙烯等固相载体上,利用抗原抗体结合专一性进行免疫反应的定性和定量检测方法。首先将抗原或抗体结合到某种固相载体表面,并保持其免疫活性。再使抗原或抗体与某种酶连接成酶标抗原或抗体,这种酶标抗原或抗体既保留其免疫活性,又保留酶的活性。在测定时,把受检标本(测定其中的抗体或抗原)和酶标抗原或抗体按不同的步骤与固相载体表面的抗原或抗体起反应。用洗涤的方法使固相载体上形成的抗原抗体复合物与其他物质分开,最后结合在固相载体上的酶量与标本中受检物质的量呈一定的比例。加入酶反应的底物后,底物被酶催化变为有色产物,产物的量与标本中受检物质的量直接相关,故可根据颜色反应的深浅进行定性或定量分析。

5. 蛋白质图谱与转印杂交　对于生物体来说,核酸是遗传物质,蛋白质是生物体遗传特征和生物功能的具体表现,比如细菌外膜蛋白。因此,对细菌蛋白质进行分析是细菌鉴定的重要内容。在特定条件下,提取生物体全部或部分蛋白质进行电泳分析,其在染色后的条带所构成的谱型称为蛋白质图谱,如细菌的外膜蛋白图谱分析已成功应用于多种细菌的分型和鉴定。

与核酸图谱相似,分子量相同或相近的蛋白质并不一定是同一种蛋白质,因此需要对其进行特异性分析。蛋白质经过电泳分离后,再转印到特殊的固相载体上,如硝酸纤维素膜等,然后应用特异抗体进行检测,这种方法称为蛋白质转印杂交(western blotting)技术。

6. 多位点酶电泳   细菌等生物体内的蛋白酶是基因表达的产物。通过体内蛋白酶特征的检测,可以判定不同生物体的遗传特征。多位点酶电泳技术就是将生物体内多种蛋白酶经过电泳分离和酶特异染色,进而检定生物特征和进行不同生物体遗传关系判定的一项技术。这种技术目前已应用于多种细菌的分子生物学分类、群体遗传学和分子流行病学等。与普通蛋白质比较,其特点是酶活性可以直接检测和鉴定。

7. 高通量测序   高通量测序技术又称深度测序或下一代测序技术,是测序技术发展历程的一个里程碑,该技术可以对数百万个 DNA 分子进行同时测序。这使得对一个物种的转录组和基因组进行细致全貌的分析成为可能。高通量测序技术利用芯片进行测序,可在数百万个点上同时阅读测序,大大提高测序效率,且具有可定量、成本低等优点。主要用于基因组测序、转录组测序、基因表达调控、转录因子结合位点的检测以及甲基化等研究领域的应用。

8. 组学技术   宏基因组是指环境中全部微生物基因的总和,其以生态环境中全部细菌和真菌基因组 DNA 为研究对象。宏基因组学是通过非微生物培养的方法对环境中微生物菌落进行调查研究的一门新兴学科。其主要研究对象为菌落中的细菌、古细菌、真菌和病毒等微生物,其主要目的是通过对微生物菌落中微生物的多样性、种群结构及其动态改变、各成员之间相互关系及与环境之间的相互关系等方面的分析,揭示更深层次的遗传与进化规律。宏基因组学不需要对微生物增殖培养,直接从特定的环境中提取微生物基因组 DNA,采用高通量测序的方法进行核酸测序。在新发传染病的病原学研究中,宏基因组学可提供重要的方法,通过对比不同人群间基因的差异,发现新的病原体,为疾病的防控提供依据。

分子生物学技术有了突飞猛进的发展,尤其是实施人类基因组计划后。基因组学、转录组学、表观组学、蛋白组学、代谢组学等新兴组学技术为分子流行病提供了新的研究方法,和传统的流行病结合,能更加深入地理解疾病发生发展的分子机制,使医学逐步进入精准医学时代。精准医学是以个体化医疗为基础,应用组学相关技术、信息管理和生物统计学等相关技术,对大样本人群和特定疾病类型进行生物标志物的检测和分析,最终实现疾病和患者的个体化精准治疗。现代信息化管理系统产生了大数据和云计算等技术,出现样本量超过 10 万的人群研究,结合分子流行病学方法,能更好地理解疾病发生、发展的生物学机制。

二、课题讨论

【课题一】   1980 年 12 月至 1981 年 2 月在美国俄亥俄州和密歇根州等地陆续发生沙门菌肠炎暴发,从患者分离的菌株为 Salmonella muenchen。据初步了解全国沙门菌监测系统每年接到报告由人分离的 S. muenchen 菌达 30~400 株。与其他血清型沙门菌一样,这种血清型菌也经常发生。1981 年分离的该型菌株比前几年急剧增加,1 月份报告该型菌株 63 株,2 月份报告 87 株,

1 月份的 70% 和 2 月份的 35% 是由俄亥俄州和密歇根州报告的。

这两个州暴发病例的年龄分布类似,年龄中位数为 10 岁,20~29 岁组的比例较往年增加,50 岁及以上组的比例下降。发病主要症状是:腹泻(90%)、发热(81%)、腹痛(73%)、血样便(54%)、恶心呕吐(44%),病程中位数为 8 天。经过初步的描述性调查之后,进行了病例对照研究。询问内容包括:食品、就餐、娱乐及接触动物等。结果未发现食物(如肉制品、奶酪、调味品、香料或巧克力、水果、蛋糕等)、地点(如超级市场、餐馆、酒吧、娱乐中心等)与暴发有联系。仅发现病例家庭 44% 有 1 岁以下儿童,而对照家庭 1 例也没有($P<0.001$)。病例家庭全部而对照家庭仅 41% 有 15~35 岁的人($P<0.001$)。

问题 1:根据以上情况你认为本次沙门菌肠炎暴发有何特点? 应该如何进一步调查?

进一步调查发现,病例组家庭中大麻暴露比例很高,在密歇根州 76% 的病人有大麻暴露史,而对照组仅为 21%。从病家获得的大麻标本分离到 S. muenchen 菌,每克大麻含菌量高达 10^7。对 17 例病例和 34 例对照(1∶2)调查结果见表 16-1。

除上述两州外,同期在亚拉巴马州也报告了两例 S. muenchen 肠炎,他们都是 6 个月以下的婴幼儿,其母亲在家中有大麻暴露史。佐治亚州报告 21 例,其中 15 例资料完整,10 例年龄在 7 岁以下,5 例 20~27 岁,他们都有大麻暴露史,10 名儿童中 7 例为父母在家中有大麻暴露史。

表 16-1　病例和对照(1∶2)对大麻的暴露史

病例暴露	对照暴露			合计
	两个对照均暴露	两个对照有一个暴露	两个对照均不暴露	
+	1	4	8	13
−	0	1	3	4

$P=0.0006,OR=20$

问题 2:根据上述调查资料,能否确立大麻是本次肠炎暴发的传播途径?

既往虽然 S. muenchen 菌引起的腹泻时有发生,但大麻作为病原体传播途径却从未见报道。而且进一步调查分析,从病人和病家分离的 S. muenchen 菌株与对照菌株在抗生素耐药性和其他生化特征方面未发现任何区别。因此,确立大麻作为传播途径证据尚不充分。通过细菌质粒谱分析表明,与暴发有关的大麻分离的菌株和病人分离的菌株均含有两个分子量为 3.1Md 和 7.4Md 的质粒,而前几年分离的菌株和最近与大麻无关来源的对照菌株都未发现这两个质粒。根据这一发现对大麻的去向及发病情况进行追踪调查,结果是一致的。

问题 3:请对本次暴发作一小结,并说明质粒谱分析在传播途径确立方面所起的作用。

【课题二】　霍乱是国际检疫传染病,也是我国的甲类传染病。在 1992 年以前,霍乱弧菌被分为 138 个 O 血清群(serogroup)或血清型(serotype),其中只有 O_1 群菌株可以引起霍乱。在

O₁群中又可分为古典生物型(classical biotype)和埃尔托生物型(El Tor biotype),前六次霍乱世界大流行都是古典型霍乱弧菌引起的,1961年开始的第七次霍乱世界大流行是由埃尔托型霍乱弧菌引起的,几十年来已波及世界上五大洲140多个国家和地区。1973年以来,美国海湾地区不断分离出O₁群霍乱弧菌埃尔托型菌株,有产毒株和非产毒株,但这一地区却没有霍乱暴发流行,仅有散发病例,与摄食自海湾的海产品密切相关。这些菌株在一般表型上与埃尔托菌株的世界大流行株无法区分,给霍乱的防治工作带来很大困难,也使很多科学工作者感到困惑。为了从遗传本质上阐明这些菌株的分子特征,Kaper等(1982)根据霍乱弧菌主要致泻因子——霍乱毒素(CT)基因与大肠杆菌不耐热肠毒素(LT)基因具有70%~80%的同源性的理论依据(当时LT基因已被克隆,而CT基因尚未被克隆),以LT基因为探针,对美国海湾地区分离的埃尔托型霍乱弧菌和第七次世界大流行菌株的染色体进行Southern blotting分析。结果发现,美国海湾地区分离的产毒埃尔托型霍乱弧菌的杂交带型与世界大流行株的杂交带型明显不同,从而表明,海湾地区的埃尔托型霍乱弧菌可能是一种地方性菌株,其已在海湾地区存在多年,不是造成世界大流行的菌株,我国学者随后鉴定它们是非流行株。这一研究成果解决了当时霍乱防治中的一个重要问题。

问题1:根据以上两个例子,你认为在传染病防治实践中,分子流行病学的主要优势是什么?

问题2:结合所学知识,请简要归纳分子流行病学在传染病研究中主要可以解决哪几方面的问题。

【课题三】 全基因组关联分析(genome-wide association study,GWAS)是指在人类全基因组范围内找出存在的序列变异,即单核苷酸多态性(SNP),从中筛选出与疾病相关的SNPs。现阶段,GWAS的技术手段和分析策略都已十分成熟,为人类了解肿瘤遗传致病机制作出了贡献。我国科学家发现了多个与食管鳞癌相关联的基因及染色体区域,例如10q23区域等。结合饮酒数据,在我国汉族人群中进行食管鳞状细胞癌的全基因组基因-环境交互效应分析,结果证实$ALDH2$基因与饮酒存在交互作用,能够增加饮酒者患食管癌的风险。在肺癌致病机制研究中,共发现5p15、6q22、15q25等20多个区域的40多个单核苷酸多态性与肺癌易感性相关。GWAS数据除做SNP分析外,还可以开展拷贝数变异(CNV)分析,拷贝数变异是一种基因重排导致的大片段基因组序列拷贝增加或者减少,CNV位点的突变率远高于SNP,是慢性非传染性疾病致病机制研究的热点之一。

问题1:为了更好防控慢性非传染性疾病,分子流行病学应在哪些方面深入研究?

问题2:简单总结分子流行病学在慢性非传染病防治中的应用。

【课题四】 某市防疫站1957年对该市各年龄组人群血清进行了一次流感血凝抑制抗体测定,结果如表16-2。

表 16-2　某市各年龄组人群流感血凝抑制抗体效价

病毒株	年龄组（岁）									
	1~	2~	3~	4~	5~	10~	15~	20~	30~	40~	≥50
猪型（SW）								30	60	30	60
原甲型（PRS）							20	20	20	20	20
甲$_1$型（FM$_1$）					35	40	25	20	20	20	20
甲$_2$型（张57$_{-4}$）	10	20	10	25	20	15	10	10	10	10
乙型（仙台）				10	10	20	30	30	30	30	30

问题1：请推论该市过去流感的发生情况。

问题2：从疫情通报得知该市邻县有流感流行，你认为会不会在该市居民中流行？

【课题五】　表16-3是北京和上海两城市在1987年的人群抗-HAV水平。

表 16-3　北京与上海人群抗-HAV 阳性率

年龄组（岁）	上海			北京		
	检查人数	抗-HAV 阳性数	阳性率（%）	检查人数	抗-HAV 阳性数	阳性率（%）
1~	43	2	4.7	78	41	52.6
10~	44	10	22.7	150	147	98.0
20~	28	13	44.7	86	86	100.0
30~	21	20	95.2	63	63	100.0
40~	21	20	95.2	36	35	97.2
≥50	20	20	100	78	78	100.0
合计	177	85	48.0	491	450	91.6

问题1：请对两地的甲肝疫情作出推测。

问题2：你认为该两地会发生甲肝暴发吗？为什么？

【课题六】　某市发生甲肝流行，持续2月余，发病率为1008.7/10万。为了解甲肝暴发感染谱而检查甲肝隐性感染情况，于流行期末检测健康人群随机样本343人的血清标本，结果如表16-4。

表 16-4　某市健康人群甲肝隐性感染结果

年龄组（岁）	检测人数	抗-HAV IgM 阳性数	阳性率（%）
0~	19	0	
5~	27	6	
10~	31	3	
15~	39	2	
20~	61	2	
30~	45	2	
40~	60	2	
≥50	41	0	
合计	343	17	

问题1：选择何种血清学指标诊断甲肝隐性感染？

问题2：请计算相应的甲肝隐性感染率并填入表中。

问题3：这些结果对我们有何启示？

【课题七】　　血清流行病学常用指标中，血清抗体效价（滴度）即血清学实验呈现阳性反应时的血清最高稀释倍数，用于表示个体血清抗体水平。如某人麻疹血凝抑制抗体效价为1：256，即表示该人血清稀释256倍时麻疹血凝抑制抗体仍为阳性。再下一个稀释度即1：512则为阴性。反映人群抗体水平的指标为抗体阳性率和抗体几何平均滴度（GMT）。因为在一般情况下，人群血清抗体滴度呈对数正态分布，所以用GMT描述人群抗体平均水平。表16-5是某地区人群间隔3年进行的两次甲型流感病毒的血凝抑制抗体水平调查。

表 16-5　某地人群两次调查甲型流感血凝抗体滴度分布

滴度	编码滴度	第一次			第二次		
（倒数）	$x = \log_2^{(T/C)}$	人数（f）	fx	fx²	人数（f）	fx	fx²
<10	0	4	0	0	6	0	0
10	1	1	1	1	7	7	7
20	2	7	14	28	18	36	72
40	3	24	72	216	22	66	198
80	4	35	140	560	18	72	288
160	5	15	75	375	16	80	400
320	6	6	36	216	3	18	108
640	7	6	42	294	3	21	147
≥1280	8	2	16	128	0	0	0
合计		100	396	1818	93	300	1220

问题1：请按下列公式计算两次调查的 GMT。

$$GMT = 2^m \times C$$

$m = \sum fx / \sum f$，为编码滴度的平均数；

C 为编码滴度为零时的血清抗体滴度（本题为<10，取5）。

问题2：请按下列公式计算 GMT 的95%可信限。

$$抗体编码滴度的标准差(s) = \sqrt{\frac{\sum fx^2 - (\sum fx)^2 / \sum f}{\sum f - 1}}$$

$$抗体滴度对数的标准误(s_e) = \frac{s}{\sqrt{\sum f}}$$

$$GMT 的 95\% CI = 2^{(m \pm 1.96 s_e)} \times C$$

问题3：请按下列公式检验该人群两次调查的抗体水平有无发生变化。

$$t = \frac{\left| \overline{G}_1 - \overline{G}_2 \right|}{S_{\overline{G}_1 - \overline{G}_2}}, df = n_1 + n_2 - 2$$

$\overline{G}_1$ 和 $\overline{G}_2$ 是两次调查的 GMT,

$S_{\overline{G}_1 - \overline{G}_2}$ 是两个 GMT 差值的标准误

$$S_{\overline{G}_1 - \overline{G}_2} = S_c \times \sqrt{\left(\frac{1}{\sum f_1} + \frac{1}{\sum f_2} \right)}$$

S_c^2 为合并方差,

$$S_c^2 = \frac{\sum f_1 x^2 - \dfrac{\left(\sum f_1 x \right)^2}{\sum f_1} + \sum f_2 x^2 - \dfrac{\left(\sum f_2 x \right)^2}{\sum f_2}}{\sum f_1 + \sum f_2 - 2}$$

（陈帅印　张卫东）

循证医学和系统综述

【目的】 掌握循证医学决策的步骤和方法、系统综述和 Meta 分析的方法。

【时间】 3 学时

一、成骨不全患儿外固定架固定术后护理的循证康复实践

1. 背景 成骨不全又称脆骨症、瓷娃娃病,是一种罕见的遗传性疾病,发病率为 1/25 000~1/10 000。临床以骨容量减少、骨强度下降为主要表现,轻微外力即可引起骨折,常伴有骨骼畸形、生长发育缺陷等。科学的康复训练可促进骨折愈合、增加肌肉力量、改善平衡能力及提高生活质量,尤其在近年来,人们对骨折术后早期功能训练的积极意义已达成共识。某医院骨科收治 1 例成骨不全患儿,病情特殊,既需要康复锻炼增强机体各功能,又要避免运动导致骨折。为给患儿提供安全有效的康复指导,医护人员对此进行循证研究。

2. 一般资料 患儿男,9 岁。出生 10 个月被诊断为成骨不全伴右胫腓骨假关节,轻度外力即可引起下肢骨折,至入院时累计骨折 4 次。1 年前行右胫骨远端截骨矫形加压、近端截骨延长、外固定架固定术,现因出现截骨近端不愈合入院。入院查体:身高 122cm,体重 31kg,右小腿外固定架固定,骨盆倾斜,右胫骨前弓。X 线示,右股骨向内弯曲,右胫骨呈前凸弯曲状,截骨近端成角畸形,远端对位尚可。碱性磷酸酶 207U/L,血磷 1.68mmol/L,I型胶原羧基端片段 2.03ng/ml,总I型前胶原氨基端肽 425.80ng/ml。根据其临床特征,结合文献报道,属轻中度成骨不全。

为矫正畸形,促进骨折愈合,手术调整右下肢外固定架。术后患儿右下肢戴外固定架,轻度跛行。髌上 10cm 大腿围:左侧 31.5cm,右侧 30cm,右侧股四头肌中度肌萎缩。徒手肌力测定(manual muscle testing,MMT):腹肌 4⁻级,右下肢 4⁻级,左下肢 4 级,双上肢 5⁻级。Berg 平衡量表评分 37 分,有跌倒的风险。Barthel 指数 70,日常生活活动能力中度功能缺陷。

3. 研究方法

(1)提出问题:患儿下肢肌力较差,因害怕骨折,家属常限制患儿活动,导致其平衡性、日常生活活动能力进一步减弱。为保证康复方案的安全有效性,提出问题:目前针对轻中度成骨不全

患儿的康复训练方法有哪些,其有效性、安全性如何?

（2）证据检索:根据 Brian Haynes 教授提出的"5S"模型,即原始研究(studies)、系统综述(synthese)、证据概要(synopses)、综合证据(summaries)和证据系统(systems),依次检索相关的临床实践指南、Meta 分析和设计良好的大样本随机对照试验(randomized controlled trial,RCT)、小样本 RCT、非随机的临床对照试验、综述及专家意见。

证据来源为美国国立指南库 Cochrane Library、PubMed、CBM、CNKI、万方数据库。检索词包括 osteogenesis imperfecta、porcelain doll disease、brittle bone disease、osteoporosis、amount of exercise、external fixator、rehabilitation、physical therapy、physical training、成骨不全、瓷娃娃病、脆骨症、骨质疏松、运动、物理疗法、康复、锻炼、外固定架。

剔除重复文献,并仔细阅读文题、摘要和全文,最终纳入 5 项研究,其中 RCT 1 篇,病例报告 4 篇。

（3）证据分析:对纳入文献进行方法学质量评价,并按照 2011 年牛津证据分级与推荐意见强度(包括 5 个推荐级别,10 个证据水平)做出推荐。

1 篇 RCT 的推荐级别为 Ⅱ,证据水平为 Ⅱ b 级证据,4 篇病例报告的推荐级别为 Ⅳ。

RCT 研究将 34 例轻中度成骨不全患儿,随机分为两组,干预组进行 12 周的渐进性康复训练,对照组予以常规护理。结果显示,12 周时干预组较对照组肌力提高 12%,峰值耗氧量提高 17%,主观疲劳感降低 4.2 分;24 周时,峰值耗氧量提高 6%,肌力、主观疲劳感无显著性差异;36 周时,各指标均无显著差异。随访期间,未发生因康复锻炼导致的新发骨折。

4 篇病例报告中,第 1 篇的研究者于 1983 年对 2 例轻中度成骨不全患儿实施个性化康复训练,取得良好效果且无康复导致的新发骨折出现。随后又展开一项长达 10 年的研究,将成骨不全患儿根据运动能力不同分为 3 组,分别进行运动干预。其中 17 例轻中度成骨不全患儿的训练内容主要包括关节主动活动、腰背肌主动牵伸、四肢抗低阻力运动、游泳等。结果显示患儿的肌力、平衡性、身体功能均有显著改善,但报道称随访期间患儿均有新发骨折出现,但未说明具体原因。第 3 篇病例报告中,研究者报道,4 例成骨不全患儿接受为期 6 个月的全身震动疗法,干预后患儿肌力、日常生活活动能力有所提高,但未描述是否有新发骨折发生。随后该作者又将此疗法用于其他 8 例患儿,取得相似结果,亦未描述是否有新发骨折发生。

（4）应用证据

1）制订康复方案

康复目标:对于伴下肢畸形的轻中度成骨不全患儿,康复训练的主要目的是提高其日常生活活动能力。经骨科医师和康复师全面评估患儿情况(如临床资料中所述),提出近远期康复目标。近期:增强右下肢肌力,提高平衡能力,改善步态,生活基本自理。远期:生活完全自理,可回归家庭、回归社会。

康复方案及内容:将所获证据告知患儿及家属,结合患儿意愿,共同完成方案制订。近期,采用 RCT 研究中提出的 12 周渐进性康复训练方案,每次大约 50 分钟,依次进行热身运动 10 分钟,主要包括主动关节活动度训练、腰背肌主动牵伸、髋外展肌与跟腱牵伸、姿势转换、靠墙直立等(Ⅳ级推荐);有氧运动 10 分钟,主要包括步行(Ⅳ级推荐)、台阶训练等;抗阻运动 15 分钟,主要为双下肢抗低阻力运动(Ⅳ级推荐),最大负荷不超过 1kg(Ⅱb 级证据),且阻力置于阻力臂的近端(Ⅳ级推荐);有氧运动 10 分钟;放松,主要包括软组织松动术(Ⅳ级推荐)等。前 6 周每周 2 次,后 6 周每周 3 次(Ⅱb 级证据)。但由于训练停止后康复效果将随时间消失(Ⅱb 级证据),远期必须坚持锻炼,目前尚缺乏高质量的远期研究报道,因此本患儿的远期康复方案将待 12 周训练完成后再制订。

2)实施康复方案:由参与循证过程的 1 名医生、1 名康复师、1 名护士组成康复团队。医生和康复师在每次训练的前、中、后对患儿做全面评估;康复师和护士主要负责指导患儿训练,并随时评估其耐受情况。

(5)效果评价

肌力评定:采用 MMT 法,0~5 级,用"+"或"-"加以补充。

身体平衡性评定:采用 Berg 平衡量表法,41~56 分,完全独立;<40 分,有摔倒的危险;21~40 分,辅助下步行;0~20 分,限制轮椅。

日常生活活动能力评定:采用 Barthel 指数。100,完全正常;>60,虽有轻残疾但尚能独立;60~41,中度残疾;40~20,重度残疾;<20,完全残疾。

4. 结果   12 周渐进性康复训练期间,家属积极配合,患儿情绪稳定,训练强度耐受良好,康复期间患儿未出现新发骨折及针道感染。康复第 3 周,患儿可完成无其他辅助下正常站姿靠墙直立。第 9 周可达到患肢单腿负重 80%,开始进行减重下台阶(高度 11cm)训练。双下肢抗阻运动时,沙袋置于大腿部位,前 9 周由康复师辅助支撑右下肢外固定架进行锻炼,第 10 周开始由患儿独自完成。12 周后对患儿进行康复评定:①轻跛步态有所改善;②髌上 10cm 大腿围左侧 32.5cm,右侧 31.5cm;③腹肌肌力 4 级;④右下肢肌力 4 级,左下肢肌力 5⁻ 级,双上肢肌力 5 级;⑤Barthel 指数 80 分,轻度功能缺陷;⑥Berg 评分 43 分,无跌倒风险,能独立行走。综合评价结果显示基本达到预定目标。

训练结束后,根据评定结果,康复团队和患儿及家属共同制订远期康复方案。由于患儿将出院,考虑渐进性康复锻炼,器械简单易得,安全性、有效性、可行性均较好,患儿在家期间将仍采用此方案,每周 3 次维持不变。但应注意:①做好针道护理,发现红肿等现象及时就诊;②抗阻运动时,最大负荷不超过 1kg,且置于大腿近侧;③家属做好陪护工作,随时评估患儿耐受情况,量力而行;④定期复查。

2 个月随访期间,无新发骨折,无针道感染,康复效果维持稳定,各项指标继续好转,患儿生活基本自理。

　　问题 1：循证医学实践决策步骤包括哪些？

　　问题 2：该研究提出的临床问题是什么？按照 PICO 原则判断该研究提出的问题。

　　问题 3：该研究在寻找最佳证据时,证据的来源和检索策略是什么？采用的方法是否合适？

　　问题 4：试述该研究的证据水平分级,是否是最佳的证据资源？

　　问题 5：评价该研究所获证据的真实性、重要性和适用性。

　　问题 6：该研究在对治疗的病人应用证据时是从哪几方面考虑的？

　　问题 7：试述该研究所做的后效评价。

　　问题 8：该研究的循证实践是有关疾病的治疗康复方面的,除了上述的应用外,循证实践还可以用于哪些方面？

二、超重、肥胖与 2 型糖尿病相关性的 Meta 分析

　　1. 研究背景　超重和肥胖是许多慢性病(如糖尿病、心血管疾病等)发病的重要危险因素,也是严重影响生命质量和增加财政负担的全球性公共卫生问题。近年来,很多流行病学调查结果证实了肥胖能增加 2 型糖尿病(T2DM)的发病风险,但由于各研究类型、研究对象的选取和控制的各种混杂因素等不同,导致各个研究报告的发病风险比差异很大。本研究采用循证医学方法,综合多个队列研究进行合并分析,以评价超重、肥胖与 T2DM 发病风险的相关性,为临床防治T2DM 提供更可靠的证据。

　　2. 资料与方法

　　(1)纳入与排除标准:研究设计:超重和肥胖患者罹患糖尿病风险的队列研究。研究对象:研究开始时未患糖尿病的社区人群。暴露与对照:暴露队列为超重、肥胖人群,非暴露队列为正常体重人群。结局指标:T2DM 的发病率。

　　(2)检索策略:计算机检索 PubMed、EMbase、The CochraneLibrary(2012 年第 3 期)、CNKI、VIP、CBM 和 Wan-Fang Data,检索时限均从建库起至 2012 年 5 月。文种限中、英文。英文检索词包括 overweight、obesity、obese、adiposity、body mass index、BMI、body fat distribution、diabetes、T2DM、NIDDM、cohort study、prospective study、follow-up study;中文检索词包括超重、肥胖、体重指数、BMI、2 型糖尿病、队列研究、前瞻性研究、随访研究。

　　Pubmed 检索式为#1 overweight OR obesity OR obese OR adiposity,#2 body mass index OR body fat distribution,#3 diabetes OR T2DM OR NIDDM,#4 cohort study OR prospective study OR follow-up study,#5 #1 AND #3 AND #4,#6 #2 AND #3 AND #4。

　　(3)文献筛选及资料提取:首先,由 2 位研究者根据上述检索策略,独立筛选文献、提取资料,并交叉核对,如遇分歧讨论解决,必要时提交第三位研究者裁定。资料提取内容包括研究作者及

年份、研究对象的基本资料、研究开始时间及随访年份、控制其他混杂因素后的相对危险度(RR)或风险比(HR)值。

(4)文献质量评价:采用 Cochrane 协作网推荐的非随机研究偏倚风险评估方法(newcastle-ottawascale,NOS)对纳入研究的偏倚风险进行评估。评价内容包括队列的选择、暴露队列和非暴露队列间的可比性、结果三个部分,共 8 个条目,9 分。本研究将得分≥7 分定为高质量研究。

(5)统计分析:采用 Cochrane 协作网的 RevMan5.1 软件和 Stata 11.0 软件进行 Meta 分析。合并效应量选用相对危险度(RR)或发病风险比(HR)及其 95%CI,各研究结果间的异质性采用 χ^2 检验分析,检验水准为 $\alpha = 0.1$,并采用 I^2 衡量异质性的大小。当各研究结果间具有同质性($P > 0.1, I^2 < 50\%$)时,则采用固定效应模型进行 Meta 分析;反之,若各研究结果存在异质性($P \leqslant 0.1, I^2 \geqslant 50\%$)时,则采用随机效应模型进行 Meta 分析。根据种族和性别进行亚组分析。敏感性分析为依次剔除单个研究后重新进行 Meta 分析,估计综合效应大小。发表偏倚通过绘制漏斗图直观判断和采用 Egger 回归法进行量化检测,检验水准为 $\alpha = 0.05$。

3. 结果

(1)文献检索结果:初检出 2822 篇文献,其中中文 1347 篇,英文 1475 篇。经逐层筛选后,最终纳入 8 个队列研究,共 101 864 例研究对象(暴露例数 5100 例,非暴露例数 96 764 例)。纳入文献均为英文。文献筛选流程及结果详见图 17-1,纳入研究的基本特征见表 17-1。

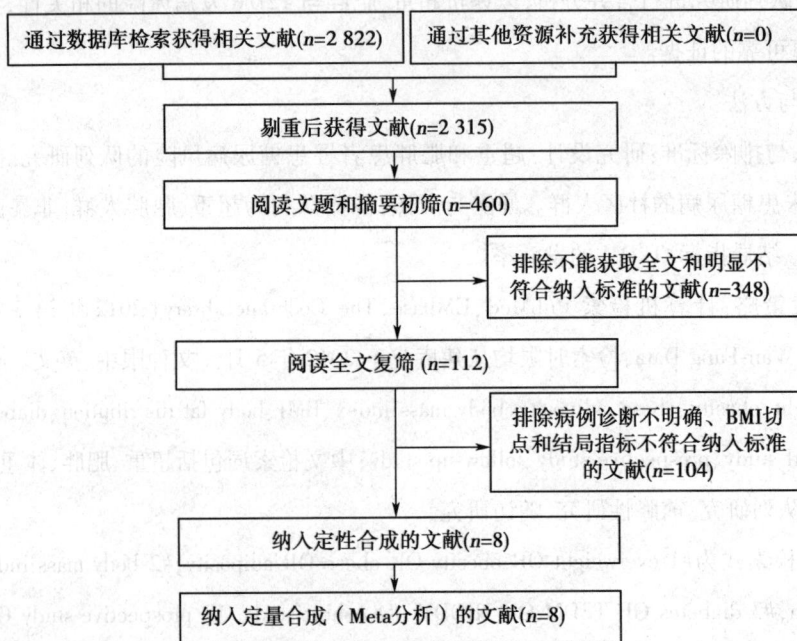

图 17-1　文献筛选流程及结果

表 17-1　纳入研究的基本特征

纳入研究	样本量（男/女）	年龄段/平均年龄（岁）	研究起始年/随访时间（年）	发病例数（发病率/1000人年）	病例诊断标准	BMI 切点	校正 RR（95%CI）超重	校正 RR（95%CI）肥胖	校正因素
Weinstein 2004	0/37 878	>45/−	1992/6.9	1 361	自我报告	<25(ref)、25~29.9、≥30	3.22 (2.69,3.87)	9.06 (7.60,10.8)	年龄、糖尿病家族史、酒精摄入情况、吸烟情况、激素治疗情况、高血压、饮食因素、体力活动
Hariti 2009	1389/1918	≥20/42±13	1999/6	237(10.6)	FPG≥7.0mmol/L、2-h OGTT ≥11.1mmol/L	<25(ref)、25~29.9、≥30	1.7(1.1,2.5)	4.0(2.7,5.8)	−
Wannamethee 2005	7176/0	40~59/−	1978/21.3	449(3.5)	FPG≥7.0mmol/L、2-h OGTT ≥11.1mmol/L	<25(ref)、25~27.4、27.5~29.9、≥30	−	7.49(5.59,10)	年龄、社会地位、吸烟情况、酒精摄入、体力活动、肺功能
Sung 2001	1551/980	17~80/45.9(男)、44.3(女)	1991/5.95	117(7.8)	FPG≥7.0mmol/L、2-h OGTT ≥11.1mmol/L	<23(ref)、23~24.9、25~26.9、≥27	−	男:3.38(1.22,4.63) 女:14.5(3.03,69.2)	年龄、吸烟情况、糖尿病家族史(男)、教育水平(女)
Wang 2010	365/321	20~74/30.8±10(男)、35±13.(女)	1992/11	124	FPG≥7.0mmol/L、2-h OGTT ≥11.1mmol/L	<25(ref)、25~29.9、≥30	2.2(1.4,3.5)	4.7(3.0,7.4)	年龄、性别、IGT、IFG

续表

纳入研究	样本量（男/女）	年龄段/平均年龄（岁）	研究起始年/随访时间（年）	发病例数发病率/1000人年	病例诊断标准	BMI切点	校正RR（95%CI）超重	肥胖	校正因素
Patja 2005	19732/21 640	25~64/-	1972/21	2270	FPG≥7.0mmol/L、2-h OGTT ≥11.1mmol/L	<25(ref)、25~29.9、≥30	2.92 (2.48,3.45)	8.25 (6.98,9.74)	年龄、教育程度、收缩压、咖啡消费量、酒精摄入情况、体力活动
Meigs 2006	1306/1569	-/53	1989/6.8	141	FPG≥7.0mmol/L、2-h OGTT ≥11.1mmol/L	<25(ref)、25~29.9、≥30	2.12 (1.21,3.73)	5.28 (3.07,9.1)	年龄、性别、糖尿病家族史、糖耐量受损
Meisinger 2006	3055/2957	35~74/-	1989/9.2	401	自我报告	<25(ref)、25.1~27.2、27.2~29.4、≥30	-	男:4.15 (2.58,6.66) 女:10.58 (3.81,29.33)	年龄、教育程度、糖尿病家族史、高血压、高血脂、吸烟情况、酒精摄入情况

（2）纳入研究的方法学质量评价：所有研究均为前瞻性队列研究，其中1个研究全为女性，另1个研究全为男性。暴露与非暴露队列的研究对象均来自同一人群，研究开始时所有研究对象均未发生目标疾病。暴露因素通过现场测量或严格的问卷调查来确定，结局指标为T2DM的发病率。8个研究的设计和统计分析均考虑了混杂因素的影响，并在计算结果时进行了调整。其中2个研究结局指标的测量方式为自我报告，其余研究均有严格的测量标准和方式。平均随访时间5.95~21.3年，随访时间充足。3个研究未提及失访信息，其余研究报告了失访例数并对失访者进行了描述（表17-2）。

表 17-2　纳入研究的 NOS 评分

纳入研究	①	②	③	④	⑤-1	⑤-2	⑥	⑦	⑧	总分（分）
Weinstein 2004	b	a	b	a	–	b	c	a	b	7
Hariti 2009	b	a	b	a	–	–	a	a	c	6
Wannamethee 2005	b	a	b	a	–	b	b	a	b	8
Sung 2001	b	a	b	a	–	b	b	a	b	8
Wang 2010	b	a	b	a	–	b	a	a	c	7
Patja 2005	c	a	a	a	–	–	b	a	b	6
Meigs 2006	a	a	a	a	–	b	b	a	b	8
Meisinger 2006	a	a	b	a	–	b	b	a	c	7

①：暴露队列的代表性；②：非暴露队列的筛选；③：暴露的确认；④：证明研究开始时所有研究对象均未发生目标疾病；⑤-1/⑤-2：是否对重要的混杂因素进行了校正；⑥：结局评价；⑦：随访时间是否足够长以观察结局发生；⑧：队列随访的完整性

（3）Meta 分析结果

1）超重与 T2DM 发病的关系：3个研究的 BMI 切点值并非针对超重人群设定，故未纳入分析。经 χ^2 检验，纳入的5个研究结果间存在统计学异质性（$P=0.05$，$I^2=58\%$），故采用随机效应模型进行 Meta 分析，结果显示超重人群的 T2DM 发病风险是正常体重人群的2.59倍，其差异具有统计学意义（$RR=2.59$，$95\%CI=2.11~3.19$，$P<0.001$）（图17-2）。

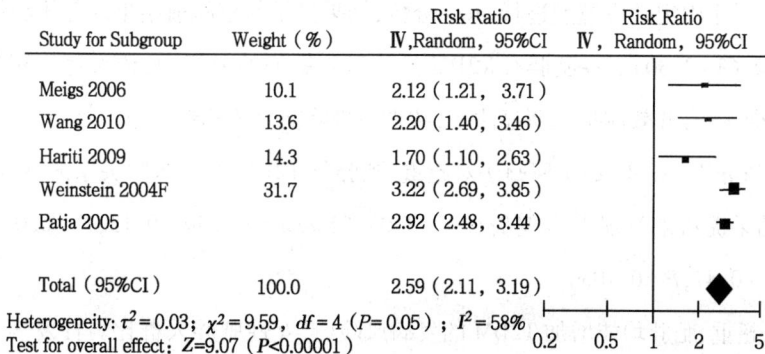

图 17-2　超重与正常体重人群 T2DM 发病风险比较的 Meta 分析

2)肥胖与 T2DM 发病的关系:纳入研究中,有 2 个研究将男性和女性的数据分开进行处理,因此共有 10 组数据进入合并分析。经 χ^2 检验,各研究结果间存在统计学异质性($P=0.0003$,$I^2=71\%$),故采用随机效应模型进行 Meta 分析。结果显示肥胖人群的 T2DM 发病风险是正常体重人群的 6.28 倍,差异有统计学意义(RR = 6.28,95%CI = 4.99~7.91,$P<0.001$)(图 17-3)。

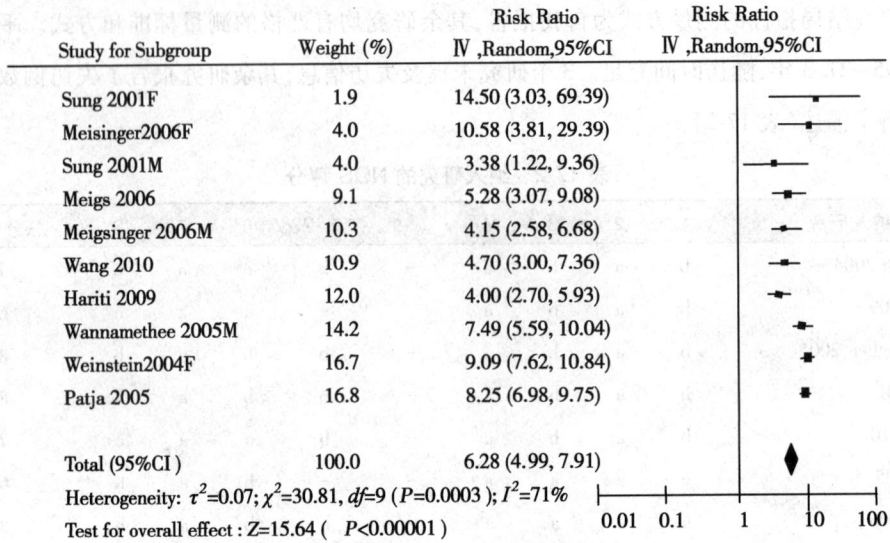

Study for Subgroup	Weight (%)	Risk Ratio IV ,Random,95%CI	Risk Ratio IV ,Random,95%CI
Sung 2001F	1.9	14.50 (3.03, 69.39)	
Meisinger2006F	4.0	10.58 (3.81, 29.39)	
Sung 2001M	4.0	3.38 (1.22, 9.36)	
Meigs 2006	9.1	5.28 (3.07, 9.08)	
Meigsinger 2006M	10.3	4.15 (2.58, 6.68)	
Wang 2010	10.9	4.70 (3.00, 7.36)	
Hariti 2009	12.0	4.00 (2.70, 5.93)	
Wannamethee 2005M	14.2	7.49 (5.59, 10.04)	
Weinstein2004F	16.7	9.09 (7.62, 10.84)	
Patja 2005	16.8	8.25 (6.98, 9.75)	
Total (95%CI)	100.0	6.28 (4.99, 7.91)	

Heterogeneity: $\tau^2=0.07$; $\chi^2=30.81$, $df=9$ ($P=0.0003$); $I^2=71\%$
Test for overall effect : Z=15.64 ($P<0.00001$)

0.01 0.1 1 10 100

图 17-3 肥胖与正常体重人群 T2DM 发病风险比较的 Meta 分析

3)亚组分析:按照种族的亚组分析发现,西方人群中,肥胖人群的 T2DM 发病风险是正常体重人群的 6.91 倍(RR = 6.91,95%CI = 5.59~8.56,$P=0.008$),而在东方人群中,未发现有统计学差异(RR = 4.19,95%CI = 2.93~5.99,$P=0.27$)。按照性别的亚组分析发现,男性肥胖人群的 T2DM 发病风险是正常体重人群的 5.26 倍(95%CI = 3.17~8.73,$P=0.06$),女性肥胖人群的 T2DM 发病风险是正常体重人群的 9.18 倍(95%CI = 7.73~10.91,$P=0.81$)。

4)敏感性分析:在分析超重与 T2DM 发病风险关系性中,剔除 Harati 等的研究后,异质性消除,对其余研究采用固定效应模型进行 Meta 分析,结果显示与剔除前结果的总体趋势一致(RR = 2.94,95%CI = 2.63~3.30)。在肥胖对 T2DM 发病风险影响的分析中,依次逐一剔除研究后,异质性未发生改变,各合并效应量无明显改变,结果与剔除前总体趋势一致。

5)发表偏倚分析:采用 Egger 回归法对超重、肥胖与 T2DM 发病风险关系的纳入研究进行发表偏倚分析,结果提示未发现发表偏倚($t=-3.03$,95%CI = -5.39~0.13,$P=0.056$,$t=-1.81$,95%CI = -3.85~0.47,$P=0.108$)。

4. 结论 超重、肥胖均能增加 T2DM 的发病风险,且女性肥胖人群比男性发病风险高,西方肥胖人群比东方肥胖人群发病风险高。

问题 1:该研究提出的研究问题、研究假设、研究结局、暴露因素和研究设计类型分别是什么?

问题2:该研究在纳入标准中规定只纳入队列研究,纳入这样的研究有何优缺点?

问题3:该研究是否实施了全面广泛的文献检索?

问题4:Meta 分析中进行文献检索,通常要设定检索词和检索策略,该研究中的检索词和检索策略的设定怎么样? 有无不足之处?

问题5:该研究中由两位研究者根据检索策略,独立筛选文献、提取资料,并交叉核对,如遇分歧讨论解决,必要时提交第三位研究者裁定,Meta 分析中为什么要由两位研究者独立筛选文献、提取资料?

问题6:该研究的文献筛选过程和结果如何,有何不足之处?

问题7:该研究是否提供了纳入和排除的研究清单?

问题8:为什么要进行文献质量评价? 该研究设定 NOS 得分≥7 分定为高质量研究,是否合适?

问题9:描述本次 Meta 分析纳入研究的特征。

问题10:为什么要进行异质性检验? 异质性的来源有哪些? 简述该研究异质性检验的结果,并总结对异质性进行处理的方法。

问题11:该研究根据种族和性别进行了亚组分析,亚组分析的目的是什么? 简述该研究亚组分析的结果。

问题12:为什么要进行敏感性分析? 简述该研究敏感性分析的结果。

问题13:请描述该研究数据合并的方案,并判断对数据进行合并的方法是否恰当。

问题14:进行发表偏倚评估的目的是什么? 该研究采用什么方法评估发表偏倚? 是否存在发表偏倚?

问题15:总结 Meta 分析的基本方法和步骤。

(张彩霞　陈维清)

实习 18

原因不明皮炎的流行病学调查

【目的】 学习运用流行病学原理和方法,逐步进行流行病学调查分析,最终查明疾病发生和流行的原因。

【时间】 3 学时

1972 年 7 月下旬,上海市郊县广大地区,突然发生大量皮炎病例,形成暴发流行,各县流行轻重不等,市区内同时有散发病例。病例总数尚难完全统计,受害者当以 10 万计,流行过程约为 3 个月。像这样大规模的皮炎流行,在医学史上从未见过。

该病的主要症状是突然在身体的一定部位,主要是两臂、胸背、腹部以及大腿等处出现皮疹,以丘疹为主,患者奇痒难忍,一般历时数日可自愈,但也有延长至十余日的。

7 月初开始有散发病例,7 月下旬至 8 月中旬出现流行高峰,以后病例减少,但至 9 月下旬又出现一个流行余波。

皮炎使患者感到奇痒,影响工作和休息。患者绝大多数是工人和农民。外来的商船,进入吴淞口的次日,即有海员患上此病。卫生部门对此非常关心,抽调医学科研人员组成皮炎调查小组,深入现场,通过实地调查和临床观察、试验,分析了不同人群的皮炎罹患率、病人的生活环境以及当时的自然条件,终于找到了这次皮炎流行的病原体和流行因素,并研究、制订了相应的防治对策。

问题 1:对于这样一次皮炎暴发流行,若由你来组织调查,你准备如何着手进行调查?

调查工作开始时,研究者在流行情况较为严重的浦东地区选择一个造船厂为调查点,随机抽查了 1209 人,不同工种男女工人的皮炎罹患情况见表 18-1、表 18-2。

表 18-1 不同工种男工皮炎罹患情况

工种	患者	非患者	合计
各工种男工	426	380	806
电焊、气割男工	29	57	86
合计	455	437	892

计算 $x^2 =$ P

表 18-2　不同工种女工皮炎罹患情况

工种	患者	非患者	合计
各工种女工	130	152	282
电焊、气割女工	9	29	38
合计	139	181	320

计算: $\chi^2 =$ 　　　　$P =$

问题 2:男女不同工种工人皮炎罹患情况是否相同?请分别计算 χ^2 和 P 值,并指出这一结果说明了什么。

问题 3:你认为有必要到电焊、气割的工作现场观察吗?

问题 4:从这项调查结果中,能给你提供什么病因假设?你如何验证这些假设?

在调查中有人提出,此次皮炎发生与风有关。风吹在身上,就会得皮炎。风越大,皮炎越重。调查组围绕风的问题做了很多调查。

1. 不同地点,风大小相同　在风大小相同的浦东沪东新村与浦西共青路 40 号,居民皮炎罹患情况见表 18-3。

表 18-3　不同地区居民皮炎罹患情况

地区	患者	非患者	合计
浦东沪东新村	83	103	186
浦西共青路 40 号	44	61	105
合计	127	164	291

计算: $\chi^2 =$ 　　　　P

浦西共青路另有两幢背风的公房,皮炎罹患率仅为 15.6% 和 9%。

2. 不同地点,风大小不同　表 18-4 反映了暴露于不同大小风的公交车司机和售票员的皮炎罹患情况。

表 18-4　不同公交车辆司售人员皮炎罹患情况

车辆	患者	非患者	合计
风大的浦东 81 路车	22	12	34
风小的市区 23 路车	17	50	67
合计	39	62	101

计算: $\chi^2 =$ 　　　　P

3. 同一地点,风大小不同　南市区四新里委的一幢楼中,住在风大的三楼的居民与住在风小的一楼的居民皮炎罹患情况见表 18-5。

表 18-5 南市区四新里委某楼居民罹患情况

楼层	患者	非患者	合计
风小的底楼	1	40	41
风大的三楼	13	27	40
合计	14	67	81

计算:$x^2 = $ P

在楼的附近一个几乎无风的小弄里,检查 69 人,未发现皮炎患者。

问题 5: 为什么要进行上述资料分析? 从以上资料分析,你能得出什么结论? 还要进行哪些工作?

调查组又继续调查,得到了更多的资料。

南汇县滨海的果园公社,风很大,而距海较远的周浦横塘和塘东两个大队,风的大小相同,这三处的皮炎罹患情况见表 18-6。同样,川沙县凌桥公社高家浜大队的两个生产队,风大小相同,皮炎罹患率却相差悬殊(表 18-7)。

表 18-6 南汇县不同乡农民皮炎患病情况

地区	患者	非患者	合计
(1)风大的果园乡	27	104	131
(2)风小的周浦横塘大队	73	43	116
(3)同(2)周浦塘东大队	24	74	98
合计	124	221	345

计算:(1)和(2)$x^2 = $ P

(2)和(3)$x^2 = $ P

(1)和(3)$x^2 = $ P

表 18-7 川沙县凌桥公社不同生产队皮炎罹患情况

地区	患者	非患者	合计
一队	57	50	107
三队	45	86	131
合计	102	136	238

计算:$x^2 = $ P

问题 6: 根据以上两宗资料分析结果,请再做一个结论,并与前面的结论比较。这两个结论是否一致? 怎样解释?

问题 7: 皮炎的病原体可能是什么? 你将如何着手进行调查?

皮炎的病原体究竟是什么？调查者作了各种猜测，其中有些显然不能成立。例如：有人认为病原体在水中，有人认为皮炎是真菌所致，也有人认为与工厂排出的废气有关（表 18-8）。

表 18-8　某化工厂周围地区皮炎罹患情况

地区	患者	非患者	合计
厂上风的高桥南塘大队	116	183	299
厂下风的中兴镇	52	85	137
合计	168	268	436

计算：$\chi^2 =$　　　　　P

问题 8：你认为上述工厂的废气与本次皮炎暴发有关吗？

关于植物毛或花粉与皮炎的关系，经复旦大学生物系调查分析，也作出了否定的结论，因为在皮炎流行地区找不到麻或其他致人皮炎的植物毛或花粉。

从临床上看，皮炎不能肯定说不是由于某些昆虫的叮咬或刺激所致。但是，在皮炎流行区内，该年未发现那些能叮咬或刺激皮肤的昆虫如臭虫、蚤、蚊等的大发生，且这些昆虫的危害与风的大小无关或关系不大。

某些种类的蛾子和它们的幼虫能使人产生皮炎，是人们很早就知道的，调查人员重点考虑了刺蛾、苔蛾、毒蛾，前两种引起的皮炎与此次流行的皮炎症状不同，且其数量并不比去年有显著增多，而毒蛾的幼虫均有使人产生皮炎的毒毛。毒蛾包括柿黄毒蛾、茶毒蛾和桑毒蛾及其生态亚种，但在调查时前两种均未发现，而 1972 年是桑毛虫大发年。

问题 9：有人认为本次皮炎与桑毛虫有关，如果这一论断成立的话，应定出哪些标准？

上海市精神病防治院病房周围，有桑毛虫寄生的树木很多。调查组调查了该院医务人员和病人的皮炎罹患情况（表 18-9），请解释以下结果。

表 18-9　医务人员与病人皮炎罹患情况

地区	患者	非患者	合计
医务人员	158	273	431
精神病人	44	360	404
合计	202	633	835

计算：$\chi^2 =$　　　　　P

调查组在十个居民点调查了每个住宅附近 10 米内周围有无虫树和住宅内有无皮炎患者，分析比较他们患皮炎的危险性，结果发现：10 米内有虫树的住宅居民与 10 米内无虫树的住宅居民相比，其合并相对危险度为 2.186。

思考题：

1. 形成本次皮炎大流行的因素是什么？

2. 如何预防皮炎再发？

3. 从本次皮炎调查中,你学到了哪些有关病因调查的原则和方法？

（徐　飚　王伟炳）

医学文献评价

【目的】 学会依据医学研究报告规范,对已发表的医学文献进行评价;掌握医学文献评价的要点和思路;养成科学地阅读文献的习惯,进而学习规范化报告科研工作的方法。

【时间】 3~6学时

一、观察性研究

根据经典观察性流行病学研究报告规范(STROBE 附录1)的要求及条目清单,对文献一和文献二做出客观的评价。

文献一 新疆农牧区中小学生乙型肝炎表面抗体阴性影响因素分析

【摘要】 目的 了解新疆农牧区中小学生乙型肝炎表面抗体(抗-HBs)阴性率及其影响因素。方法 采用整群抽样法纳入3所农牧区学校所有中小学生作为研究对象,进行问卷调查并采集血清标本,应用电化学发光法检测乙肝表面抗原(HBsAg),ELISA 方法检测抗-HBs。结果 在调查的中小学生中,HBsAg 携带率为 1.9%(33/1712),抗-HBs 阴性率为 42.4%(712/1679)。与抗-HBs 阴性相关的因素为民族、足月产及乙肝疫苗接种情况,其调整 OR 值分别为:汉族与哈萨克族(哈族)[0.38(95%可信区间:0.28~0.51)],回族与哈族[0.60(0.45~0.80)],子女早产与足月产[1.48(1.05~2.09)],乙肝疫苗首针及时接种但未加强与首针及时且加强[1.34(1.07~1.69)],首针未及时且未加强与首针及时且加强[1.70(1.29~2.23)]。结论 新疆农牧区中小学生仍存在相当数量的抗-HBs 阴性者,应适时对该人群进行乙肝疫苗加强接种。

1992 年我国将乙型肝炎(乙肝)疫苗纳入新生儿计划免疫管理,2006 年全国人群乙肝血清流行病学调查显示乙肝表面抗原(hepatitis B surface antigen, HBsAg)携带率为 7.18%,与 1992 年调查发现的 9.75% 的 HBsAg 携带率相比下降了 26.36%,乙肝免疫预防工作取得了显著成效。目前,人体可通过自然感染和接种乙肝疫苗获得对乙肝病毒(hepatitis B virus,HBV)的免疫力,既往未感染 HBV 且乙肝表面抗体(antibodies to hepatitis B virus surface antigen,抗-HBs)阴性一般被认为处于易感状态,如不采取有效措施可能会成为新的 HBV 感染者。新疆是一个农牧大区,农牧区人口占全疆总人口的 60% 以上;由于农牧区地理位置偏远、交通不便,医疗卫生水平相对较低,属于新疆乙肝预防工作的一个薄弱环节。为了解新疆农牧区中小学生抗-HBs 的阴性率,探讨抗-HBs 阴性人群的危险因素及暴露风险,本研究对乌鲁木齐县农牧区 3 所学校的中小学生进行了调查,现将结果报道如下。

1. 资料与方法

1.1　研究对象　2012 年 5 月采用整群抽样法抽取乌鲁木齐县 3 所中心学校的 9 年义务制学生进行调查,年龄 6~15 岁,共计 1798 名。研究对象具体筛选过程见图 19-1。

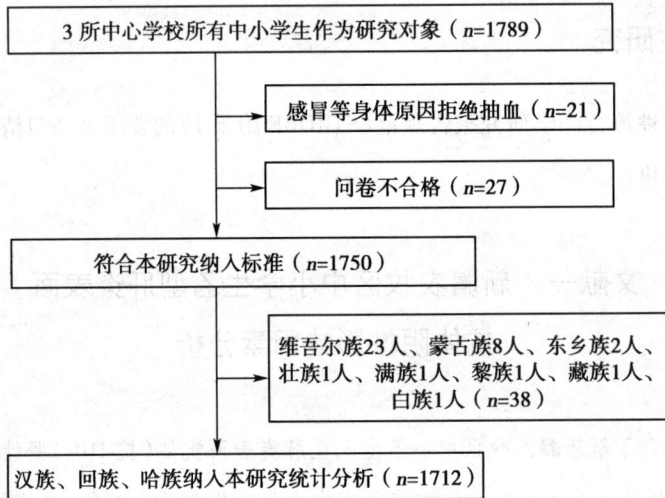

图 19-1　研究对象筛选流程图

1.2　方法

1.2.1　现场调查　经过学生家长知情同意之后,对学生及母亲进行问卷调查,同时采集静脉血 3~5ml 备检。调查问卷分为学生和母亲两部分,内容包括一般情况、乙肝危险因素、乙肝疫苗预防接种情况、母亲情况等。

1.2.2　血清学检测　血标本采集完成后 2 小时内在乡镇卫生院集中进行血清分离,−20℃ 冷藏保存和运送。所有血清样品采用电化学发光方法定量检测 HBsAg,酶联免疫吸附试验定性检测抗-HBs。

1.3　质量控制　问卷分为汉语和哈萨克语 2 种语言,聘请专业公司进行翻译,流行病学专家进行校正并回译,保证问卷内容一致性。经统一培训的调查人员进行现场调查和血标本采集,采用粘贴条形码确保调查问卷和血标本完全一致。所有数据录入均采用两人独立双遍录入、逻辑纠错和比对核查,依据原始记录进行纠错,妥善保存原始数据,采用备份的数据库进行数据清理,记录所有数据清理过程,然后锁定数据。

1.4　统计学方法　采用 Epidata3.1 软件进行数据录入,SPSS 15.0 软件包进行数据处理和分析,描述性统计使用均数±标准差表示,两组或多组率的比较使用卡方检验,多因素分析采用 Logistic 回归模型。

2. 结果

2.1　不同性别、民族、年级中小学生 HBsAg 携带率分析　1712 名中小学生中,平均年龄为(11.93±2.74)岁,男女比例为 1.08∶1。其中汉族占 43.8%,回族占 38.4%,哈族占 17.8%;1~3 年级占 23.0%,4~6 年级占 33.2%,7~9 年级占 43.8%。1712 名中小学生 HBsAg 阳性 33 名,HBsAg 携带率为 1.9%,不同性别、民族、年级 HBsAg 携带率比较差异均无统计学意义($P>0.05$)。

2.2　不同性别、年级中小学生抗-HBs 阴性率分析　1679 名中小学生抗-HBs 阴性 712 名,抗-HBs 阴性率为 42.4%,不同性别、年级抗-HBs 阴性率比较差异均无统计学意义($P>0.05$)。见表 19-1。

表 19-1　不同性别、年级中小学生抗-HBs 阴性率分析

| 变量 | 检测人数 | 抗-HBs 阴性 | | χ^2 | P 值 |
		人数	率(%)		
性别				0.120	0.729
男	869	365	42.0		
女	810	347	42.8		
年级				5.027	0.081
1~3 年级	389	172	44.2		
4~6 年级	555	214	38.6		
7~9 年级	735	326	44.4		

2.3　学生抗-HBs 阴性与影响因素的相关性分析　抗-HBs 阴性作为因变量,将母亲民族、既往乙肝两对半检测、乙肝疫苗接种、怀孕 7~9 月免疫球蛋白接种及子女足月产、乙肝疫苗首针及时接种和加强接种的有效组合 6 个有统计学意义的因素进入 Logistic 回归模型。结果显示哈族比汉族和回族更易发生抗-HBs 阴性,早产比足月产者更易发生抗-HBs 阴性,首针及时接种但未加强接种、首针未及时接种且未加强接种比乙肝疫苗首针及时接种和加强接种更易发生抗-HBs 阴性。另外母亲不同学历、职业、生育年龄、子女不同出生体重组之间学生抗-HBs 阴性率比较差异均无统计学意义($P>0.05$),见表 19-2。

表 19-2   学生抗-HBs 阴性影响因素分析

变量	检测人数	抗-HBs 阴性人数	（%）	OR 值（95% CI）	调整 OR 值*（95% CI）
民族					
哈	299	178	59.5	1.00	1.00
汉	731	245	33.5	0.34(0.26~0.45)	0.38(0.28~0.51)
回	649	289	44.5	0.55(0.41~0.72)	0.60(0.45~0.80)
既往乙肝两对半检测					
是	531	195	36.7	1.00	1.00
否	1148	517	45.0	1.41(1.14~1.74)	1.09(0.86~1.37)
接种乙肝疫苗					
是	1189	482	40.5	1.00	1.00
否	490	230	46.9	1.30(1.05~1.60)	1.14(0.91~1.43)
怀孕 7~9 月接种免疫球蛋白					
是	178	61	34.3		1.00
否	1501	651	43.4	1.47(1.06~2.04)	1.40(1.00~1.97)
足月产					
是	1520	627	41.3	1.00	1.00
否	159	85	53.5	1.64(1.18~2.27)	1.48(1.05~2.09)
乙肝疫苗首针及时接种和加强接种					
首针及时接种且加强接种	699	262	37.5	1.00	1.00
首针及时接种但未加强接种	531	236	44.4	1.33(1.06~1.68)	1.34(1.07~1.69)
首针未及时接种但加强接种	134	51	38.1	1.03(0.70~1.50)	1.00(0.69~1.47)
首针未及时接种且未加强接种	315	163	51.7	1.79(1.37~2.34)	1.70(1.29~2.23)

*表 19-2 内所有变量进入 logistic 回归模型

2.4   不同民族间抗-HBs 阴性影响因素比较   不同民族间母亲乙肝感染史、怀孕 7~9 月接种免疫球蛋白、足月产差异均无统计学意义（$P>0.05$）。不同民族间母亲既往检测乙肝两对半、母亲接种乙肝疫苗、子女乙肝疫苗首针及时接种和加强接种有效组合的差异均有统计学意义（$P<0.05$）；进一步分析得知，汉族和回族之间差异均无统计学意义（$P>0.05$），仅不同民族母亲乙肝疫苗接种情况分析时回族和哈族之间差异无统计学意义（$P>0.05$），其余汉族和哈族、回族和哈族之间差异均有统计学意义（$P<0.05$），见表 19-3。

表 19-3　不同民族间抗-HBs 阴性影响因素

变量	人数	汉族（%）	回族（%）	哈族（%）	χ^2	P 值
母亲乙肝感染史					0.728	0.695
是	201	41.8	38.3	19.9		
否	1509	43.8	38.7	17.5		
母亲既往乙肝两对半检测					65.504	0.000
是	531	52.9	39.9	7.2		
否	1148	39.2	38.1	22.7		
母亲接种乙肝疫苗					9.046	0.011
是	1189	45.2	38.6	16.1		
否	490	39.4	38.8	21.8		
怀孕 7~9 月接种免疫球蛋白					0.470	0.791
是	178	42.7	37.6	19.7		
否	1501	43.6	38.8	17.6		
足月产					4.575	0.102
是	1520	43.8	39.1	17.2		
否	159	41.5	34.6	23.9		
乙肝疫苗首针及时接种和加强接种					149.458	0.000
首针及时接种且加强接种	699	48.9	43.5	7.6		
首针及时接种但未加强接种	531	38.8	39.7	21.5		
首针未及时接种但加强接种	134	58.2	30.6	11.2		
首针未及时接种且未加强接种	315	33.3	29.5	37.1		

2.5　抗-HBs 阴性人群 HBV 暴露风险　712 例抗-HBs 阴性人群中,9.0%(64/712)生活环境中有乙肝患者,7.4%(53/712)有手术及输血史,10.8%(77/712)有拔牙史,5.1%(36/712)有补牙史,1.7%(12/712)有洁牙史,34.4%(245/712)有外伤史。

3. 讨论

新疆农牧区中小学生 HBsAg 携带率为 1.9%,抗-HBs 阴性率为 42.4%,新疆农牧区中小学生 HBV 感染问题不容忽视,目前抗-HBs 阴性率仍然较高,其乙肝预防工作应得到进一步加强。

民族、是否足月产、乙肝疫苗接种为影响新疆农牧区中小学生抗-HBs 阴性率较高的因素。汉、回、哈民族中小学生抗-HBs 阴性率不同,表现为哈族高于汉族和回族,本次调查显示哈族母亲乙肝两对半检测率和乙肝疫苗接种率低于汉族和回族,哈族学生乙肝疫苗首针及时接种率和乙肝疫苗加强接种率低于汉族和回族。研究对象中 77.6%的哈族母亲为初中及初中以下文化水平,健康保健知识较少,对乙肝防病知晓程度较低;本次研究对象为 6~15 岁人群,68.4%研究对象为 1997—2002 年期间出生,由于这段时间乙肝疫苗自费且农牧区地理位置偏远,经济落后,预防保健意识薄弱导致子女未及时进行乙肝疫苗的接种。此外研究对象中 13.3% 母亲选择在家分娩,31.4% 母亲选择在乡镇卫生院分娩,医疗条件可能无法满足新生儿出生 24 小时内接种乙肝疫苗,提示孕妇应尽量选择子女能够在出生时及时接种乙肝疫苗的医院进行分娩;另外可能与不同民族对 HBV 的遗传易感性不同有关,这方面的因素还需要进一步深入研究。本研究提示早产是抗-HBs 阴性发生的危险因素,若早产儿乙肝疫苗接种程序与足月儿相同,可能达不到预期免疫效果使得抗-HBs 阴性,提示早产儿应进行全程乙肝疫苗后的加强接种。与乙肝疫苗首针及时且加强接种者相比,未加强接种者、首针未及时且未加强者发生抗-HBs 阴性的危险分别为 1.34 倍和 1.70 倍,可见乙肝疫苗加强接种的重要性。虽然目前国内有学者认为即使抗-HBs 阴性,机体也未必会感染 HBV,有研究显示乙肝疫苗免疫后所产生的保护作用可延长到抗-HBs 降低后,机体内存在着一定水平的免疫记忆状态。本次横断面调查抗-HBs 阴性者包括两种类型,一种是接种乙肝疫苗机体免疫应答之后发生抗-HBs 阴转者,另一种是乙肝疫苗的无应答者,多项研究都证实后者的存在,就目前现有检测技术还无法快速区分乙肝疫苗接种后的抗-HBs 阴转者和无应答者。通过乙肝疫苗加强免疫,可以提高抗-HBs 阳性率和免疫力,就本次研究结果提示中小学生抗-HBs 阴性时,应及时进行乙肝疫苗的加强接种。

虽然抗-HBs 阴性人群目前尚未感染 HBV,但是仍存在一定的暴露风险。农牧区中小学生乙肝感染风险依然存在,对抗-HBs 阴性人群适时进行乙肝疫苗加强接种,提高农牧区乙肝疫苗首针及时接种率并及时进行监测。关于抗-HBs 阴性者机体是否处于免疫记忆状态,应寻找快速检测的免疫学指标,开展有针对性的预防措施。

参考文献(略)

改编自"新疆农牧区中小学生乙型肝炎表面抗体阴性影响因素分析",中国妇幼保健,2014,29(18):2892-2895.

问题 1:文献一的设计类型是什么? 本选题的意义何在?

问题 2:样本的代表性如何?

问题 3:影响调查质量的因素有哪些?

文献二 食物及饮品中水分摄入与膀胱癌的关联:

一项意大利居民的病例对照研究

【摘要】 目的 既往关于水分摄入与膀胱癌发病风险的研究多探讨饮品中水分的作用,并且各研究间结论并不一致。本调查主要目的为从食物水分摄入及饮品水分摄入两个方面来讨论其与膀胱癌发病风险的关系。方法 2003—2014 年间在意大利进行一项以医院为基础的多中心病例对照研究,本研究病例组共包含 690 名膀胱癌患者,665 名对照。食物和饮品中水分的含量通过意大利食物组成数据库进行计算,水分摄入量的 OR 值和相应的 95%可信区间采用非条件 logistics 回归模型进行计算。结果 对照组中个体水分摄入 64.7%来自饮品,35.4%来自食物。饮品中总水分摄入量与膀胱癌发病风险无关(OR = 1.14;95%CI:0.82 ~ 1.59),食物中总水分摄入量与膀胱癌也不存在相关性(OR = 0.88;95%CI:0.61 ~ 1.28)。蔬菜来源的水分摄入量较多是膀胱癌的保护因素(OR = 0.58;95%CI:0.40 ~ 0.86),但这种关联也可能是由于蔬菜本身而不是其中所含水分引起。结论 总而言之,食物和饮品中总水分的摄入量与膀胱癌发病风险无关。

　　膀胱癌是男性常见癌症,每年欧洲约有 118 000 例新发膀胱癌患者,女性膀胱癌较男性少见,每年新发病例约为 32 000 例。90%的膀胱癌组织学类型为移行细胞癌。吸烟和在工作中暴露于芳烃胺是目前公认的膀胱癌危险因素,食物及饮品中水分摄入是否与膀胱癌有关尚未形成定论,相关研究由于饮品种类不同及研究设计差异较大而未能得到一致结论。学者提出了许多不同的假说试图解释液体摄入与膀胱癌之间的潜在联系,"尿源性接触假说(urogenous contact hypothesis)"认为液体摄入的增加会降低膀胱癌的发病风险,主要机制是液体排泄的过程中能够降低致癌物在尿液中的浓度,减少致癌物与膀胱上皮细胞的接触时间。但液体摄入的增加可能会促进膀胱扩张,引起致癌物深入膀胱组织内部,从而造成致癌物和膀胱组织接触更为紧密,并且,饮品成分中可能含有的致癌物质可能是其增加膀胱癌发病风险的原因,要将其从水的影响中分离出来并不现实。

　　现今关于液体摄入与膀胱癌之间关系的研究多关注饮品,并未研究食物如蔬菜、水果及其他食品中水分的作用,这种现象的发生可能是由于大多研究都想验证"尿源性接触假说",食物中所含水分与膀胱癌发病风险间关系并未得到关注,但意大利人水分摄入的 20% ~ 40%都来自食物中水分吸收。本研究主要目的为通过一项病例对照研究的数据评估总液体摄入包括食物水分摄入、饮品水分摄入两个方面和膀胱癌发病风险的关系。

1. 材料和方法

1.1 研究对象

　　2003—2014 年间在波尔代诺内、米兰、那不勒斯、卡塔尼亚四座城市进行一项多中心病例对照研究。病例由 690 名 25 岁以上、在上述四座城市的综合性医院确诊的膀胱癌患者组成。几乎所有的病例都是通过活检或外科手术时采集的肿瘤组织样本进行组织学检测确诊,仅有 3 例患者是通过细胞学检查进行确诊。对照组由 690 名进入同一家医院的不需要改变酒精、烟草使用习惯及不进行膳食调整的急症患者组成,对照组与病例组通过进入的医院、性别、年龄进行匹配。其中 25 名对照在招募入组后由于入院诊断不满足条件而被排除,因此,共有

665 名对照。对照组中 28.9% 的人因外伤入院,22.1% 人因非创伤性骨科疾病入院、39.9% 的人因急诊手术入院、9.8% 因其他疾病入院。所有研究对象都签署知情同意书,并通过医院伦理委员会的批准。

1.2 饮食评估

经过培训的专业人员分别在研究对象住院期间对病例组和对照组进行标准化结构式的问卷调查,病例组和对照组的拒绝应答率均小于 5%。问卷调查收集的资料包括社会人口学信息、人体测量、吸烟情况、职业暴露于某些化学物质的情况。研究对象调查开始两年前的饮食习惯采用规范的食物频率测量表进行调查,包括以下部分:①牛奶和甜味剂;②面包,谷物和第一道菜(包括汤类);③第二道菜(例如肉、鱼及其他主菜);④配菜(蔬菜和土豆);⑤水果;⑥点心。还包括饮品消费习惯的调查:①自来水和瓶装水;②酒精饮料(如啤酒、葡萄酒、白酒);③热饮(咖啡、茶);④软饮(可乐和其他碳酸饮料)。上述饮品的使用是按照标准容量记录的,一杯水(125ml);一杯葡萄酒(125ml);一罐啤酒(330ml);一杯酒(30ml);一杯咖啡或低咖啡因咖啡(30ml);一杯茶、花草茶(125ml),一罐可乐或其他碳酸饮料(330ml);一罐功能饮料(250ml)。总的能量、营养素、水的摄入采用意大利食物组成数据库进行计算,通过食物和饮品摄入水分的单位为 ml/d。

1.3 统计分析

病例组和对照组间水分摄入量的不同通过 Mann-Whitney U 检验进行比较,比值比(OR)和相应的 95% 可信区间分别为用非条件 logistics 回归模型估计,变量包括研究地点、性别、年龄、受教育年数($<7;7\sim11;>12$)、BMI($<25;25\sim30;>30kg/m^2$)、吸烟(从未吸烟;以前吸烟;现在吸烟 <20 支香烟/天;现在吸烟 $\geqslant20$ 支香烟/天)、能量摄入水平(千卡/天)。采用似然比检验和非线性和交互作用来进行模型间的趋势性检验和一致性检验。

2. 结果

表 19-4 显示病例组和对照组在社会人口学特征、BMI、吸烟习惯、能量摄入的分布,结果表明,大部分的膀胱癌患者为男性(86.2%)、年龄在 65 岁以上(63.1%)。病例组和对照组间在受教育程度、BMI、能量摄入间无差别,病例组相对于对照组有较高的吸烟率(39.8% 和 21.7%,$P<0.01$)。

表 19-4 病例组和对照组一般情况

变量	病例		对照	
	n	(%)	n	(%)
性别				
男性	595	(86.2)	561	(84.4)
女性	5	(13.8)	104	(15.6)

续表

变量	病例		对照	
	n	(%)	n	(%)
年龄(岁)				
<55	83	(12.0)	105	(15.8)
55~59	65	(9.4)	73	(11.0)
60~64	107	(15.5)	119	(17.9)
65~69	164	(23.8)	147	(22.1)
70~74	155	(22.5)	124	(18.7)
>75	116	(16.8)	97	(14.6)
招募地点				
波尔代诺内	242	(35.1)	250	(37.6)
米兰	241	(34.9)	238	(35.8)
那不勒斯	129	(18.7)	100	(15.0)
卡塔尼亚	78	(11.3)	77	(11.6)
受教育年限(年)				
<7	292	(42.3)	273	(41.4)
7~11	224	(32.5)	215	(32.3)
≥12	173	(25.1)	177	(26.6)
BMI(kg/m^2)				
<25	249	(36.1)	223	(33.5)
25~30	316	(45.8)	312	(46.9)
>30	125	(18.1)	129	(19.4)
吸烟				
从未吸烟	96	(13.9)	237	(35.6)
既往吸烟	310	(44.9)	284	(42.7)
目前吸烟				
<20 支/天	143	(20.7)	87	(13.1)
≥20 支每天	132	(19.1)	57	(8.6)
能量摄入(千卡/天)				
<1873	178	(25.8)	167	(25.1)
1873~2233.9	164	(23.8)	166	(25.0)
2233.9~2689	181	(26.2)	166	(25.0)
≥2689	167	(24.2)	166	(25.0)

每日饮水摄入量的中位数为 2208ml,其中 64.7% 来自饮品。水分摄入来源中 21.9% 来自瓶装水,17.4% 来自自来水,11.1% 来自酒精,15.8% 来自水果、8.4% 来自蔬菜、6.5% 来自谷物。尽管病例组和对照组总的水分摄入间无差异(水分摄入量中位数分别为 2226ml/d 和 2208ml/d,$P=0.73$),但病例组有相对稍高的饮品中水分摄入量(水分摄入量中位数分别为 1777.8ml/d 和 1657.3ml/d,$P=0.07$),见表 19-5。

表 19-5 每日水分摄入来源

水分来源	各部分水分摄入构成比		χ^2 检验	水分摄入中位数		Mann-Whitney U 检验
	病例	对照		病例	对照	
饮品						
自来水	17.8	17.4	$P=0.90$	499.5	374.6	$P=0.12$
瓶装水	23.1	21.9	$P=0.64$	499.5	499.5	$P=0.12$
酒精	12.2	11.1	$P=0.59$	242.3	242.7	$P=0.15$
咖啡、茶、花茶	6.1	6.1	$P=0.99$	139.5	139.5	$P=0.31$
牛奶	4.5	5.1	$P=0.70$	152.3	152.3	$P=0.04$
果汁、软饮	2.7	3.1	$P=0.78$	9.6	9.6	$P=0.17$
总饮品	66.4	64.7	$P=0.55$	1777.8	1657.3	$P=0.07$
食物						
谷物	6.3	6.5	$P=0.97$	168.7	168.8	$P=0.72$
肉类	1.8	1.8	$P=0.99$	47.4	46.5	$P=0.42$
蔬菜	7.3	8.4	$P=0.51$	177.8	199.4	$P<0.01$
水果	15.6	15.8	$P=0.98$	399.5	401.7	$P=0.64$
其他食物	2.6	2.9	$P=0.86$	70.2	75.6	$P<0.01$
总食物	33.6	35.4	$P=0.52$	898.2	927.4	$P=0.08$
总水分				2225.8	2208.4	$P=0.73$

饮品中总的水分摄入量与膀胱癌无明显相关(OR=1.14;95%CI:0.82~1.58),瓶装水、酒精饮料、牛奶、果汁饮料中水分摄入量与膀胱癌发病风险增加也不存在相关性,见表 19-6。

表 19-6 饮品中水分摄入量与膀胱癌发病风险的 OR 值与 95%CI

水分摄入(ml/d)	病例		对照		OR 值(95%CI)	每增加 100ml/d 的 OR(95%CI)
	n	(%)	n	(%)		
总饮品						
<1139	159	(23.0)	167	(25.1)	1	1.01(0.99~1.02)
1139~1659	150	(21.7)	166	(25.0)	0.88(0.63~1.23)	
1659~2344	182	(26.4)	166	(25.0)	1.18(0.85~1.64)	

续表

水分摄入(ml/d)	病例		对照		OR 值(95%CI)	每增加 100ml/d 的 OR(95%CI)
	n	(%)	n	(%)		
≥2344	199	(28.8)	166	(25.0)	1.14(0.82~1.58)	
趋势性检验 χ² 值					$P=0.21$	
自来水					1	1.01(0.99~1.04)
0	209	(30.3)	241	(36.2)	1.35(1.00~1.83)	
1~599	176	(25.5)	157	(23.6)	1.26(0.93~1.71)	
599~1001	194	(28.1)	176	(26.5)	1.21(0.75~1.69)	
≥1001	69	(10.0)	71	(10.7)	$P=0.30$	
趋势性检验 χ² 值						
瓶装水					1	1.01(0.99~1.03)
0	192	(27.8)	211	(31.7)	1	1.01(0.99~1.03)
1~561	154	(22.3)	155	(23.3)	1.15(0.83~1.57)	
561~1001	200	(29.0)	174	(26.2)	1.37(1.01~1.85)	
≥1001	136	(19.7)	119	(17.9)	1.24(0.88~1.73)	
趋势性检验 χ² 值					$P=0.09$	
酒精					1	1.02(0.98~1.06)
<130.3	145	(21.0)	166	(25.0)	1	1.02(0.98~1.06)
130.3~243	201	(29.1)	166	(25.0)	1.35(0.97~1.88)	
243~446	155	(22.5)	179	(26.9)	1.01(0.71~1.43)	
≥446	188	(27.3)	153	(23.0)	1.35(0.92~1.98)	
趋势性检验 χ² 值					$P=0.41$	
咖啡、茶和花茶					1	0.97(0.88~1.07)
<94	204	(29.6)	219	(32.9)	1	0.97(0.88~1.07)
94~145	152	(22.0)	147	(22.1)	0.94(0.68~1.28)	
145~240	205	(29.7)	148	(22.3)	1.29(0.95~1.74)	
≥240	129	(18.7)	151	(22.7)	0.78(0.56~1.08)	
趋势性检验 χ² 值					$P=0.56$	
牛奶					1	0.97(0.90~1.04)
0	193	(28.0)	168	(25.3)	1	0.97(0.90~1.04)
1~152.3	257	(37.3)	247	(37.1)	0.83(0.62~1.11)	
152.3~194	132	(19.1)	118	(17.7)	0.97(0.69~1.37)	
≥194	108	(15.7)	132	(19.9)	0.71(0.49~1.02)	

续表

水分摄入（ml/d）	病例		对照		OR 值（95%CI）	每增加 100ml/d 的 OR（95%CI）
	n	（%）	n	（%）		
趋势性检验 χ² 值					P = 0.17	
果汁及其他软饮						
0	318	（46.1）	275	（41.1）	1	0.98（0.92~1.04）
1~25	129	（18.7）	125	（18.8）	0.85（0.62~1.16）	
25~116	112	（16.2）	132	（19.9）	0.67（0.49~0.92）	
≥116	131	（19.0）	133	（20.2）	0.80（0.58~1.10）	
趋势性检验 χ² 值					P = 0.05	

食物中总的水分摄入与膀胱癌风险也无相关。蔬菜中水分的摄入量与膀胱癌发病风险存在负相关（OR = 0.58；95%CI：0.40~0.86）。其他特殊食物来源的水分摄入与膀胱癌之间也不存在明显相关，见表 19-7。

表 19-7　食物中水分摄入量与膀胱癌发病风险的 OR 值与 95%CI

水分摄入（ml/d）	病例		对照		OR 值（95%CI）	每增加 100ml/d 的 OR（95%CI）
	n	（%）	n	（%）		
总食物						
<727.8	195	（28.3）	167	（25.1）	1	0.99（0.96~1.02）
727.8~928	178	（25.8）	166	（25.0）	1.00（0.72~1.37）	
928~1163	171	（24.8）	166	（25.0）	0.98（0.70~1.38）	
≥1163	146	（21.2）	166	（25.0）	0.88（0.61~1.28）	
趋势性检验 χ² 值					P = 0.53	
谷物					1	0.93（0.78~1.11）
<133	171	（24.8）	167	（25.1）	1.08（0.78~1.49）	
133~168.8	175	（25.4）	166	（25.0）	1.13（0.81~1.57）	
168.8~217	187	（27.1）	166	（25.0）	0.91（0.64~1.29）	
≥217	157	（22.8）	166	（25.0）	P = 0.71	
趋势性检验 χ² 值						
肉类						
<33.56	170	（24.6）	167	（25.1）	1	1.16（0.70~1.91）
33.56~46.5	168	（24.4）	166	（25.0）	1.02（0.73~1.41）	
46.5~61.5	163	（23.6）	166	（25.0）	0.94（0.66~1.33）	
≥61.5	189	（27.4）	166	（25.0）	1.13（0.78~1.64）	
趋势性检验 χ² 值					P = 0.64	

续表

水分摄入（ml/d）	病例		对照		OR 值（95%CI）	每增加 100ml/d 的
	n	（%）	n	（%）		OR（95%CI）
蔬菜						
<119.8	207	（30.0）	167	（25.1）	1	0.87（0.79~0.96）
119.8~200	188	（27.3）	166	（25.0）	0.88（0.64~1.21）	
200~325.6	170	（24.6）	166	（25.0）	0.78（0.56~1.10）	
≥325.6	125	（27.4）	166	（25.0）	0.58（0.40~0.86）	
趋势性检验 x^2 值					$P<0.01$	
水果						
<272.7	202	（29.3）	167	（25.1）	1	1.02（0.98~1.06）
272.7~402	145	（21.0）	166	（25.0）	0.81（0.59~1.12）	
402~531	148	（21.5）	166	（25.0）	0.89（0.65~1.24）	
≥531	195	（28.3）	166	（25.0）	1.15（0.83~1.59）	
趋势性检验 x^2 值					$P=0.35$	

3. 讨论

本研究调查了饮品和食物两种来源的水分摄入与膀胱癌的发病风险之间的关系。结果显示，总的水分摄入、酒精饮品、牛奶中水分的摄入与膀胱癌发病风险无关，仅有蔬菜中的水分摄入和膀胱癌风险降低相关，但这种关联可能是由于食物本身的作用而不是其中的水分造成的。

尽管有大量研究试图验证水分摄入和膀胱癌之间关系，但目前尚未得到统一的结论。一些病例对照研究结果显示水分摄入量较多的个体可显著降低膀胱癌的发病风险，也有队列研究显示，水分摄入的增加并不会降低膀胱癌的发病风险。各个研究中液体类型不同以及性别混杂等因素导致这些研究结果很难整合。本研究显示，蔬菜中水分摄入与膀胱癌发病风险有关，但这种相关很可能是因为蔬菜中的其他成分而不是水分本身引起的。事实上，最近的一项包含 27 项观察性研究的 Meta 分析显示，蔬菜摄入较多者可降低膀胱癌的发病风险。

本研究局限之处在于缺乏排尿频率和身体活动的相关信息，这些信息可能会影响到体内液体平衡。总而言之，本研究并未发现食物及饮品中水分摄入与膀胱癌发病风险之间的关系，也并不支持"尿源性接触假说（urogenous contact hypothesis）"。

参考文献（略）

改编自"Dietary water intake and bladder cancer risk：An Italian case-control study"，Cancer Epidemiology，2016，45：151-156。

问题 1：文献二的研究假设是什么？

问题 2：该设计的优点及局限性有哪些？

问题 3：本次调查应该注意哪些问题？

二、实验性研究

根据随机平行对照试验报告规范（CONSORT 附录 2）的要求及条目清单，对文献三作出客观的评价。

文献三　中国儿童口服重组幽门螺杆菌疫苗效果及安全性的随机对照试验

【摘要】　目的　幽门螺旋杆菌（Hp）是引起胃部疾病最常见的病原体之一，全球至少一半的人口受其影响，它与胃炎、消化性溃疡、胃癌以及淋巴瘤紧密相关。本文评估中国儿童口服重组 Hp 疫苗的有效性及安全性。方法　在中国江苏省赣榆县开展的Ⅲ期随机对照试验，选取 6~15 岁的健康儿童，随机分为口服重组 Hp 疫苗组和安慰剂组（1∶1），参与者及研究人员实行盲法。主要的效应指标为口服疫苗 1 年后的 Hp 感染率。试验在 ClinicalTrial.gov 上进行注册，注册号为 NCT02302170。结果　2004 年 12 月 2 日—2005 年 3 月 19 日间，随机选取 4464 名参与者，其中疫苗组和安慰剂组均为 2232 人，4403 人（99%）完成 3 次口服疫苗方案并进行有效性分析。随访 3 年后，在第 1 年内有 64 例 Hp 感染，疫苗组发生 14/2074.3 人年，安慰剂组为 50/2089.6 人年，疫苗有效率为 71.8%（95% CI：48.2~85.6）。疫苗组至少出现一种不良反应为 157 例（7%），对照组为 161 例（7%）。疫苗组报告严重不良事件 5 例（<1%），安慰剂组为 7 例（<1%），但与疫苗接种无关。结论　儿童口服重组 Hp 疫苗是有效、安全的，疫苗可以明显减少 Hp 感染的发病率，但需要长期研究进一步确认此疫苗对 HP 感染的保护作用。

幽门螺杆菌（Helicobacter pylori，Hp）为革兰阴性菌，最初发现于人体的胃上皮细胞，是引起胃部疾病最常见的病原体之一。全球超过一半的人口受 Hp 的影响，中国超过 6 亿人感染 Hp，Hp 感染后可导致胃炎、消化性溃疡、胃癌和淋巴瘤。1994 年，世界卫生组织将 Hp 定义为人类致癌物。早在 20 世纪 90 年代初已开始研发 Hp 疫苗，结果表明 Hp 疫苗可在动物身上起到预防及治疗的作用，但 Hp 候选疫苗的试验都处于初级阶段，没有报道证实其有效性。本文口服重组 Hp 疫苗已经在临床试验前期初步评估其安全性、免疫原性和最佳剂量。本文扩展Ⅲ期试验评估其对中国儿童口服 Hp 疫苗的安全性和有效性。

1. 对象与方法

1.1　研究对象

参与者来自中国江苏省赣榆县的 12 所学校。

1.1.1　纳入标准　①年龄在 6~15 岁无病史、临床检查健康的儿童;②受试者的监护人同意试验并签署知情同意;③能够遵守协议要求;④现阶段以及过去无 Hp 感染的儿童。

1.1.2　排除标准　①有胃病病史;②血清学 ELISA 或 ^{13}C 呼吸测试 Hp 阳性者;③有其他心血管疾病、免疫缺陷、过敏史及先天疾病者等;④过去 6 个月急性感染者;⑤过去 1 个月接受其他药物治疗。

1.2　试验设计

采用随机、双盲、安慰剂对照的试验设计。

1.2.1　随机　通过计算机编码产生随机数字,将其分配给参与者是接受疫苗干预还是安慰剂干预(1∶1),每位受试者入组后有唯一的编号。疫苗和安慰剂外观相同,由随机数字来标识。

1.2.2　盲法　参与者、监护人以及研究调查人员对入组情况不知情直到试验结束。

1.3　干预措施

1.3.1　疫苗组 Hp 疫苗　由 DNA 重组技术研发,每剂疫苗包含 15 毫克尿素酶 B 亚基并融合蛋白(H 基因来源于螺杆菌 9803)和热敏肠毒素 B 亚基(基因来源于大肠杆菌 H44815)组成。融合蛋白由气相色谱法结合凝胶过滤色谱法、过滤纯化,纯度超过 80%,每剂量含<5EU 的内毒素。

1.3.2　安慰剂组　安慰剂:只包含 Hp 疫苗的辅料(如甘露醇和 EDTA-Na$_2$),但没有融合蛋白。两组均制作成干粉。

1.3.3　给药方案　儿童按 0、14、28 日口服 3 次 Hp 疫苗或安慰剂。口服前,参与者禁食至少 2 小时,然后服有含 2.8g 碳酸氢钠和 1.1g 柠檬酸钠的缓冲溶液 80ml,2 分钟后用 25~30℃ 30ml 蒸馏水送服一剂 Hp 疫苗或安慰剂。

1.4　观察指标

1.4.1　实验室检查　①血清学 ELISA 检测:血清学 Hp 抗体检测;②^{13}C 尿素呼吸测试:测试前受试者需禁食至少 2 小时,先做基线呼气标本,随访用 80ml 水送服一瓶,30 分钟后再收集呼气做测定标本。结果判断采用国际标准,^{13}C 值为测定标本值减去基线呼气值,≥4 可判定受试者为 Hp 阳性。

1.4.2　临床指标　随访期间 Hp 的感染人数、疫苗有效率及安全性监测。

①初筛 Hp 感染的判定:血清学 ELISA 检测;ELISA 阴性者进行 ^{13}C 尿素呼吸测试,ELISA 或 ^{13}C 尿素呼吸测试阳性者判定 Hp 感染。②随访期间 Hp 感染的判定:首先由 ^{13}C 尿素呼吸测试进行快速检测,呼吸测试阳性者抽血进行 ELISA 血清抗体检测。两种检测均为阳性判定 Hp 感染。③安全性:不良反应的发生率以及每组出现的严重不良事件。不良反应的记录为研究人员在儿

童口服 Hp 疫苗 30 分钟内进行监测,3 天内由监护人进行记录,主要包括发热、头痛、头晕和胃肠道功能紊乱等。

1.5 疫苗有效性的判断

在受试者完成三次口服疫苗后,在 4、8、12、24、36 个月时进行随访,观察疫苗预防 Hp 感染的有效性。

1.5.1 首要观察终点   12 个月时观察 Hp 感染的累计发生事件。

1.5.2 第二个观察终点   第 1 年随访后,选择将实验室检测无 Hp 感染的参与者进行年龄和性别的匹配,再进行 24、36 个月的随访,在可控因素下观察 Hp 感染情况。

1.6 资料处理与统计分析

1.6.1 样本量   假设 Hp 感染的发生率约为 2.0%,在把握度达 90% 的检验水准,为实现 70% 的疫苗有效率每组样本量最低为 1374 人。

1.6.2 数据分析   第 1 年随访后计算疫苗累计有效率,有效率=(1-疫苗组 Hp 感染率)/安慰剂组 Hp 感染率,Hp 感染率=累计 Hp 感染数/随访人年×100 人年,运用 Cox 回归模型来估计调整后的疫苗有效率。评估安全性为疫苗或安慰剂组所有参与者至少出现一种不良反应的发生事件数。

1.7 管理规范

此项研究通过了江苏省疾病预防控制中心审查委员会的批准,按照赫尔辛基宣言、药品临床试验管理规范(GCP)和中国的法规要求进行。在研究开展初期为参与儿童的监护人提供了书面知情同意,且完成知情同意书者进入后续随访研究。

2. 结果

2.1 一般资料

在 2004 年 12 月 2 日—2005 年 3 月 19 日,随机选取了 4464 名参与者进入试验,随机分为疫苗组($n=2232$)和安慰剂组($n=2232$),其中 4403(99%)参与者 3 次口服 Hp 疫苗后完成随访(图 19-2)。在第 1 年内,疫苗组 2024 名儿童(92%)和安慰剂组 2059 儿童(93%)完成了随访。研究对象基线人口学特征见表 19-8。

表 19-8   基线人口学特征

	有效性队列		安全性队列	
	疫苗组	安慰剂组	疫苗组	安慰剂组
N	2199	2204	2216	2211
年龄	9.2(1.7)	9.2(1.7)	9.2(1.7)	9.2(1.7)
性别				
男	1338(61%)	1349(61%)	1349(61%)	1352(61%)
女	861(39%)	855(39%)	867(39%)	859(39%)

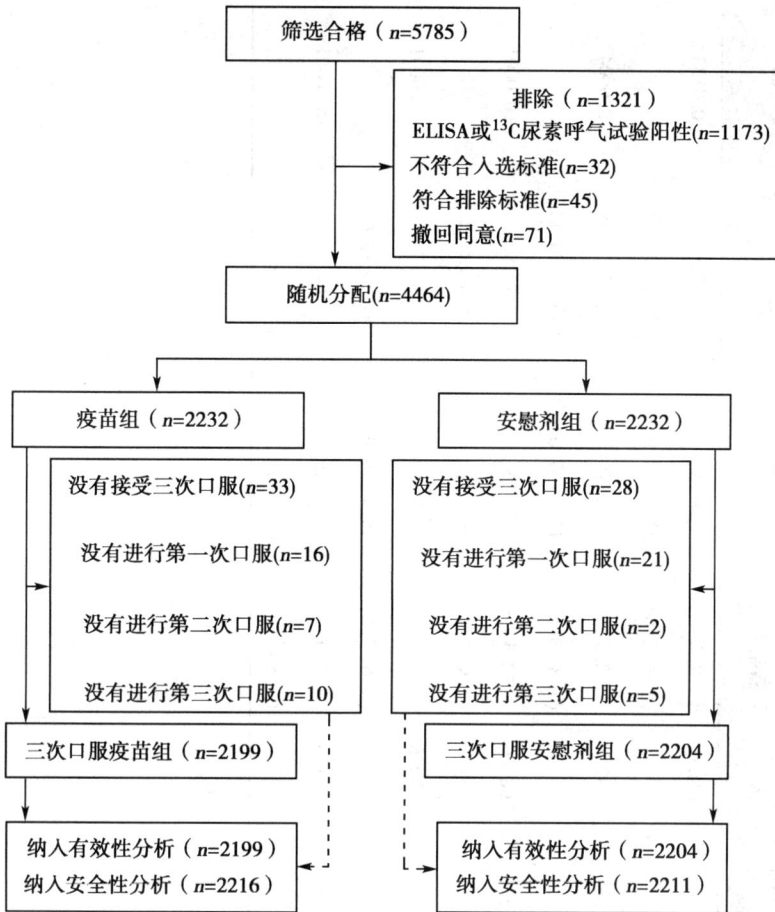

图 19-2　试验流程

2. 2 疫苗有效性

随访期间,第 1 年共计发生 64 例 Hp 感染,疫苗组为 4/2074. 3 人年,安慰剂组为 50/2089. 6 人。疫苗组 Hp 感染率明显低于对照组,疫苗有效率为 71.8%(95% CI 48. 2~85. 6)。24 个月发生 32 例 Hp 感染,疫苗组相对安慰剂组($n = 10\,vs.\,n = 22$)。36 个月时为疫苗组相对安慰剂组($n = 6\,vs.\,n = 13$)。继续随访发现疫苗的有效率有所降低,但在整个研究期间 Hp 疫苗明显减少 Hp 感染事件,见表 19-9。

2. 3 安全性评价

口服疫苗后 3 天内,疫苗组 2216 名参与者中有 157 例(7%)至少出现一种不良反应,安慰剂组 2211 名中有 161 例(7%)。所有的不良反应较轻微且 24 小时内可缓解,最常见的反应是呕吐、发热和头痛。疫苗组发现存在腹胀,其他不良反应的发生在两组间没有差异。第一年的随访,疫苗组 5 例(<1%)和安慰剂组 7 例(<1%)的参与者发生严重不良事件。疫苗组出现的 1 例死亡为儿童意外溺水,非疫苗事件,见表 19-10。

表 19-9　随访时间下疫苗预防 Hp 感染的有效性

	疫苗组				安慰剂组				有效率	调整有效率*	P 值
	总人数 (n)	Hp 感染人数 (n)	人年	感染率	总人数 (n)	Hp 感染人数 (n)	人年	感染率			
4 个月	2165	4	720.9	0.6 (0.2~1.4)	2176	16	724.6	2.2 (1.3~3.6)	74.9 (22.1~93.9)	75 (25.1~91.6)	0.0133
8 个月	2186	10	1403.6	0.7 (0.3~1.3)	2192	36	1416	2.5 (1.8~3.5)	72.0 (42.4~87.6)	72 (43.6~86.1)	0.0004
12 个月	2199	14	2074.3	0.7 (0.4~1.1)	2204	50	2089.6	2.4 (1.8~3.1)	71.8 (48.2~85.6)	71.9 (49.1~84.4)	<0.0001
24 个月	2199	24	3588.3	0.7 (0.4~1.0)	2204	72	3589.6	2 (1.6~2.5)	66.7 (46.4~79.9)	66.7 (47.1~79.0)	<0.0001
36 个月	2199	30	4582.3	0.7 (0.4~0.9)	2204	85	4541.6	1.9 (1.5~2.3)	65.0 (46.4~77.7)	64.9 (46.8~76.9)	<0.0001

注: * 应用 Cox 回归模型将性别与年龄调整后进行计算

表 19-10　不良事件及不良反应

	疫苗组	安慰剂组	P 值
1 年内出现的严重不良反应事件			
所有事件	5(<1%)	7(<1%)	0.5605
死亡	1(<1%)	0	1.0000
0~3 天内出现的不良反应事件			
所有事件	157(7%)	161(7%)	0.7997
胃肠道反应	121(5%)	118(5%)	0.8559
呕吐	52(2%)	67(3%)	0.1596
胃疼	21(1%)	14(1%)	0.2375
腹泻	27(1%)	25(1%)	0.7865
腹胀	35(2%)	21(1%)	0.0427
其他系统反应			
发热	48(2%)	57(3%)	0.3678
头疼	40(2%)	35(2%)	0.5670
头晕	25(1%)	14(1%)	0.0780

讨论(略)

参考文献(略)

改编自"Efficacy, safety, and immunogenicity of an oral recombinant Helicobacter pylori vaccine in children in China: a randomised, double-blind, placebo-controlled, phase 3 trial". Lancet, 2015. 386(10002): 1457-1464.

问题 1:文献三的研究背景和目标介绍得是否清楚?

问题 2:疫苗的质量主要从哪些方面进行评价? 具体包括哪些内容或指标?

问题 3:文献三为什么要在 ClinicalTrial. gov 上进行注册,并提供注册号?

(戴江红)

附录 1

经典观察性研究 STROBE 的条目清单

	条目	报告建议
题目和摘要	1	(a)在题目或摘要中使用常用术语体现研究设计的类型
		(b)在摘要中对所做的工作和获得的结果进行总结
介绍		
背景/原理	2	解释研究的科学背景和依据
目标	3	阐明研究目标,包括任何预先确定的假设

	条目	报告建议
方法		
研究设计	4	在文章中尽早报告研究设计的重要内容
机构	5	描述数据收集的机构、地点和时间范围,包括征集研究对象、暴露、随访和数据收集的时间范围
研究对象	6	(a)队列研究——描述研究对象的合格标准、研究对象选择的来源和方法、随访方法 病例对照研究——描述研究对象的合格标准,确定病例和选择对照的来源和方法,选择病例和对照的原理 横断面研究——描述研究对象的合格标准、研究对象选择的来源和方法 (b)队列研究——对于匹配研究,报告匹配标准、暴露与非暴露的人数 病例对照研究——对于匹配研究,报告匹配标准和每个病例匹配的对照数
变量	7	明确定义所有结局、暴露、预测因子、潜在混杂因素及效应修饰因子。尽可能给出诊断标准
数据来源/测量	8*	对每个变量、描述数据来源和详细的测量方法。如果存在两组或以上,描述组间测量方法的可比性
偏倚	9	描述减小潜在偏倚的措施
样本量	10	描述样本量是如何确定的
定量变量	11	解释定量变量如何分析。描述如何分组以及原因
统计方法	12	(a)描述所用统计学方法,包括控制混杂的方法 (b)描述亚组分析和交互作用分析的方法 (c)描述缺失值的处理方法 (d)队列研究——描述如何处理失访 病例对照研究——如何分析匹配设计 横断面研究——针对抽样策略的分析方法 (e)描述敏感性分析的方法
结果		
研究对象	13*	(a)报告各阶段研究对象数量,如可能合格的人数、参加合格性检查的人数、被证实合格的人数、纳入研究的人数、完成随访的人数和纳入分析的人数 (b)描述各阶段退出研究的原因 (c)推荐使用流程图
描述性资料	14*	(a)描述研究对象的特征(如人口学、临床和社会特征)、关于暴露和潜在混杂因素的信息 (b)报告各变量上存在缺失数据的人数 (c)队列研究——总结随访时间(如总随访时间和平均随访时间)
结局资料	15*	队列研究——报告结局事件数量或人时综合指标 病例对照研究——报告各暴露类别的人数或暴露综合指标 横断面研究——报告结局事件的人数或相关综合指标

续表

	条目	报告建议
主要结果	16	(a)报告未调整结果、调整混杂后结果及精确度(如95%置信区间)。阐明对哪些混杂因素进行了调整,以及选择这些混杂因素的原因 (b)对连续性变量进行分组时,报告分组界值 (c)把相对危险度转换为绝对危险度
其他分析	17	报告其他分析结果,如亚组和交互作用分析、敏感度分析
讨论		
主要结果	18	概括与研究目标有关的重要结果
局限性	19	结合潜在偏倚或不精确性,讨论研究局限性。讨论可能偏倚的方向和大小
解释	20	结合研究目标、局限性、多重比较、相似研究的结果和其他相关证据,对结果进行谨慎解释
外推性	21	讨论研究结果的外推性(外部真实性)
其他信息		
资助	22	给出当前研究的资助来源和资助者的角色,如果可能,给出当前文章所基于的原始研究的资助情况

　＊在病例对照里分别给出病例组和对照组相应的信息;在队列研究和横断面研究里分别给出暴露组和未暴露组的相应信息

附录 2

随机平行对照试验 CONSORT 的条目清单

内容	条目序号	条目内容
标题与摘要	1a	在题目中体现随机化试验
	1b	结构式摘要,包括试验设计、方法、结果和结论
引言		
背景和目标	2a	科学背景与试验理由解释
	2b	研究目标或假设
方法		
试验设计	3a	试验设计(如平行、析因设计),包括分配比
	3b	试验开始方法上的重要改变(如研究对象入选标准的改变)及原因
研究对象	4a	研究对象的入选标准
	4b	数据收集的机构和地点
干预	5	各组干预的详细内容,包括何时、如何实施,以便重复
结局	6a	明确定义主要和次要结局指标,包括何时、如何评价
	6b	试验开始后结局的改变及原因

内容	条目序号	条目内容
样本量	7a	样本量如何确定
	7b	对期中分析和终止试验的条件进行解释(如适用)
随机化		
序列产生	8a	产生随机分配序列的方法
	8b	随机化类型;任何限定情况(如区组和区组大小)
分配隐藏	9	实施随机序列的方法(如连续编号的容器),阐明隐藏分配序列的措施
实施	10	谁产生分配序列,谁纳入研究对象,谁分配研究对象
盲法	11a	如果实施了盲法,应说明对谁实施(如研究对象、干预提供者、评价结局者),如何实施的
	11b	组间干预的相似性
统计方法	12a	比较组间主要结局与次要结局的统计方法
	12b	其他分析方法,如亚组分析和调整分析
结果		
研究对象纳入流程(推荐流程图)	13a	各组接受随机分配、接受干预和进入主要结局分析的研究对象数量
	13b	各组随机化之后发生的失访、排除,以及原因
研究对象的招募	14a	招募研究对象和随访的日期范围
	14b	研究终止或中止的原因
基线数据	15	反映各组基线人口学特征和临床特征表格
分析数量	16	各组纳入分析的研究对象数量(分母),是否按照最初分组进行分析
结局和估计	17a	对每个主要和次要结局、报告各组结果、效应估计和精度(如95%置信区间)
	17b	对二分类结局,报告绝对效应和相对效应
其他分析	18	报告其他分析(包括亚组分析和调整分析)结果,区分预先设定的分析和探索性分析
危害	19	所有重要危害或未预期到的效应
讨论		
局限性	20	试验局限性;关注偏移的来源;不精确程度;多重比较问题
外源性	21	实验结果的可推广性(外部有效性、适用性)
结果解释	22	权衡利弊并考虑其他相关证据,对结果进行解释
其他信息		
注册	23	注册机构名称与注册号
研究方案	24	可以获得完整研究方案的地方
资助	25	资助来源和其他支持,资助者的作用

附录 3

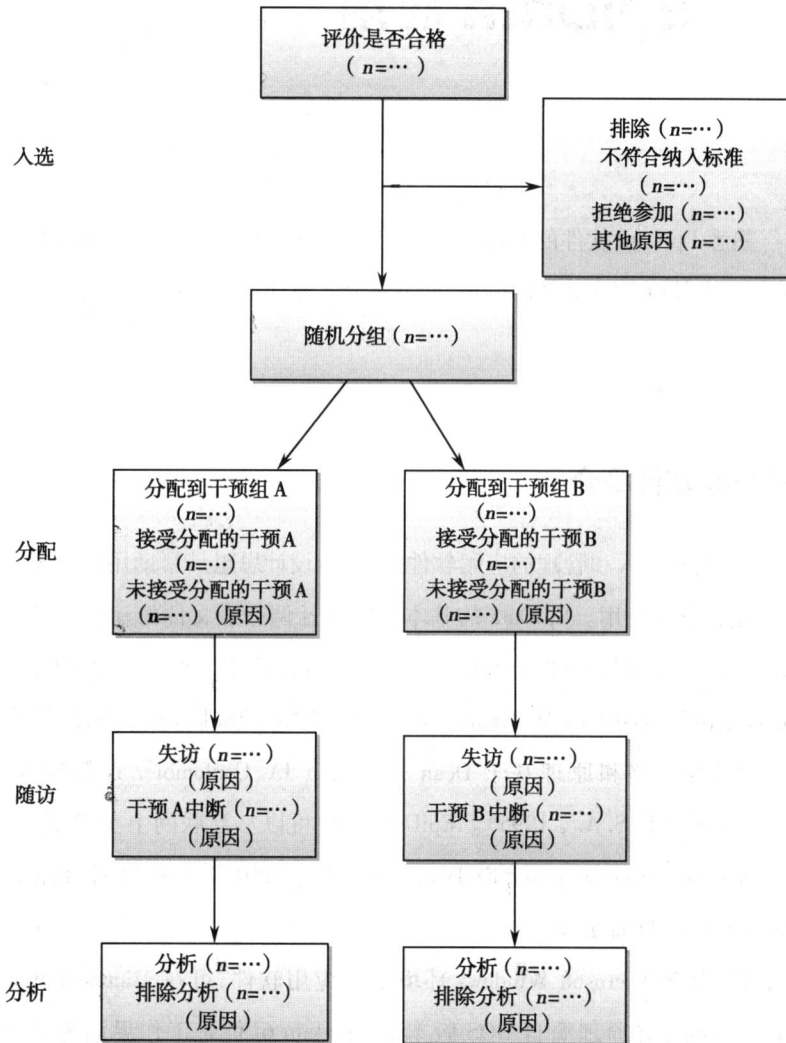

随机平行对照试验（入选、干预分配、随访和分析）流程图

实习 20

EpiData 应用

【目的】 熟悉 EpiData 软件的界面及软件使用的基本思路和方法,学会 QES 文件编辑、生成 REC 文件和核查文件(CHK)文件的编写,能够将录入完成的数据库导出统计分析软件可识别的数据格式。

【时间】 3~6 学时

一、EpiData 软件简介

EpiData 是一个数据录入和管理的应用软件,其基本设计思想是帮助用户根据调查表信息建立数据库供以后统计分析使用。EpiData 的基本功能包括调查表文件的建立、数据的录入、核对和数据的导入、导出等。使用该软件可使数据录入和管理过程变得直观、快速和方便。

EpiData 软件是由丹麦的 Jens M、Michael Bruus 和英国的 Mark Myatt 设计,编程者为丹麦的 Michael Bruus。其开发思路和原理基于 Dean AG、Dean JA、Coulombier D 等编写 Epi Info 6.0 (CDC, Atlanta, Georgia, U.S.A., 1995)。EpiData 软件可以从互联网上免费下载,下载地址为 http://www.epidata.dk/download.php。EpiData 1.5 发布于 2001 年 2 月 22 日,目前的最新版本为 EpiData3.1,2008 年 1 月 27 日更新。

EpiData 软件为基于 Microsoft Windows 环境下的应用软件,可在 Microsoft Windows 操作系统下运行。EpiData 的工作原理源自 DOS 版本的 Epi Info 6,但是工作界面为 Windows 版。可以通过 setup.exe 在计算机中安装这个程序;也可以直接拷贝 EpiData.exe 文件到计算机中,同样可以运行。该软件目前有多种语言版本,如丹麦语、挪威语、荷兰语、意大利语、中文、法语、西班牙语、俄语、斯洛文尼亚语、塞尔维亚语、波兰语、葡萄牙语、阿拉伯语、德语、罗马尼亚语、英语等。

近年来 EpiData 以其界面友好、数据管理功能齐全、免费以及简单易学等特点在全世界被广泛应用。用 EpiData 软件进行数据录入和管理,将产生三种基本的文件。每种文件具有固定的后缀,在数据的录入和管理中发挥不同的作用。

QES 文件:调查表文件,决定数据库结构。通过建立调查表文件,系统根据特定规则自动定义数据文件的结构,包括变量名、变量类型和长度等,用于数据录入。

REC 文件:数据文件,主要用于存放数据。包含录入的数据信息以及已经定义好的编码,用于数据的统计分析。

CHK 文件:核对文件,存放控制数据录入的有效性规则,起质量控制作用。

一个最简单的数据集创建工作至少要包括以下两步:即编辑 QES 文件和生成 REC 文件。从理论上说,有了 REC 文件就可以进行数据录入了,但是在实际工作中往往需要对数据录入进行质量控制,比如,对某些字段设置合法值、跳转等。这些质量控制工作需要专门设置的 CHK 文件来完成。因此,在数据库创建的过程中一般还包括编写 CHK 文件。

在 EpiData 软件中,在其主界面的上标示出了数据库的创建过程,如图 20-1 所示。

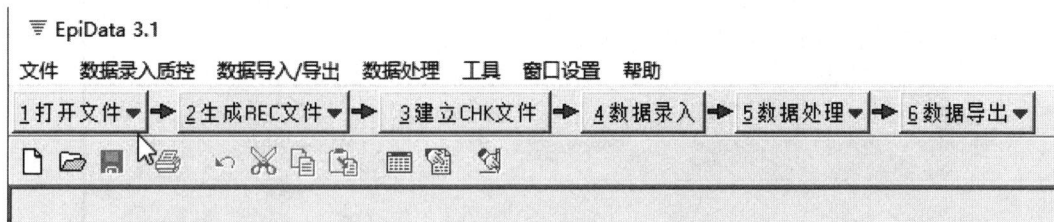

图 20-1 EpiData 软件的主界面

本单元实习内容是在熟悉 EpiData 软件的界面及软件使用的基本思路的基础上,能够完成编辑 QES 文件、生成 REC 文件和核查文件(CHK)文件的编写,学会将基本的数据录入过程和对已经录入完成的数据库导出统计软件可识别的数据格式。本章实习共设计了五个问题,即建立调查表文件、生成数据库文件、建立核查文件、数据录入和数据导出。

二、建立调查表文件

建立调查表文件是使用 EpiData 录入数据的第一步。首先,我们建立调查表文件(QES 文件)。点击"建立调查表文件(QES 文件)"后便出现 QES 文件的文本框;接下来,我们就可以在此文本框内编写内容了。一个标准的数据文件由原始数据和文件结构两部分组成,文件结构由字段名、字段类型、字段长度组成。由于数据结构文件由调查表文件内容决定,所以在编写调查表文件时,主要是考虑如何对字段名、字段类型、字段长度进行设置。

1. 字段名 与普通数据结构不同,EpiData 软件能自动地从调查表建立字段名或变量名,当遇到"_____"或其他特殊字符时(如"##.##"、"<Y>等"),就在本行查找前面的"问题"文字,这些文字即为字段名的基础。EpiData 在建立字段名时,有一些特殊的规则。字段名是以英文字母(A—Z)开始,最长 10 个英文字符;在数据表中的输入字段名可根据调查表文件的上下文自动产生;在 EpiData 中有两种字段命名方法:一种方法是用"问题"(即字段左面的文本)中的第一个单词作为字段名;另一种方法是按照 EpiData 所使用的规则给字段自动命名,字段名的最大长度为 8 个字符。具体的可在软件文件菜单选择项中生成 REC 文件栏进行选择(图 20-2),可选择"以调查表的第一个词命名"或"使用‖的内容自动添加字段名"。

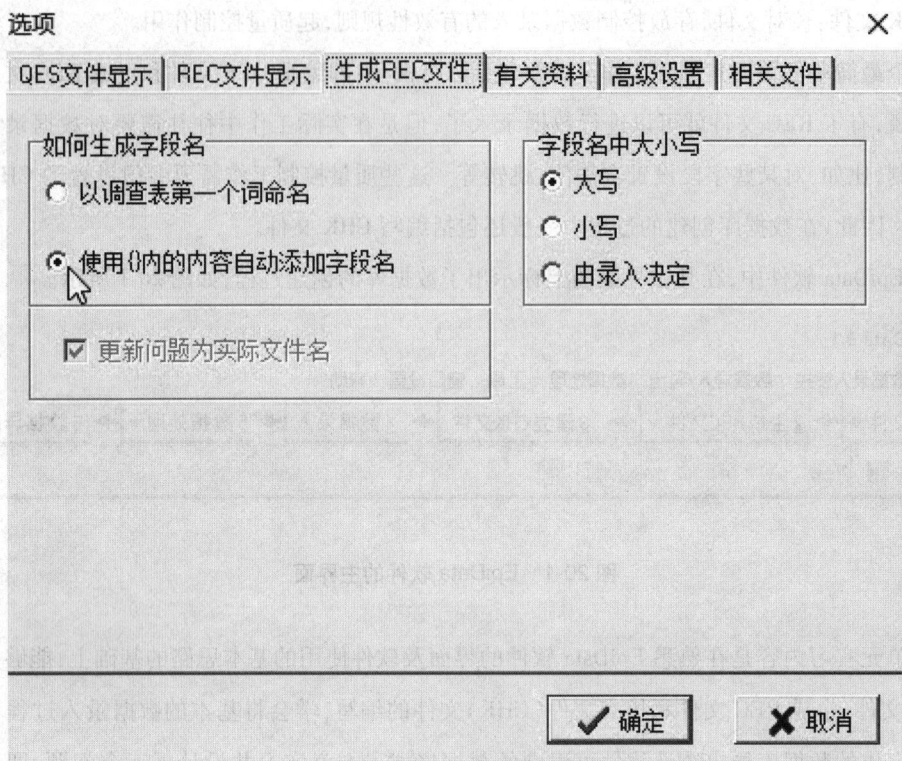

图 20-2 字段名生成选项

2. 字段类型和长度 EpiData 的字段类型共有 6 种。字段类型和长度的选择,可以通过运行"快速字段类型清单"进行。快速字段类型清单显示了 EpiData 中所有可以使用的字段类型,当快速字段类型清单打开时,可以选择一个字段类型插入当前窗口编辑器光标所在位置。字段类型的选择首先选取类型页,再设置该字段的属性,最后按插入键或回车键。

(1)数值型字段:##,###.##…,仅接受数字和空格,不输按空格处理,分析时作缺失值处理,以"."显示。数字位数由"#"个数决定,小数位数由小数点右边的"#"个数确定。最长可达 14 位,小数点按 1 个字符计算。

(2)文本型字段:包括三种,一种是常用的文本(或下划线,或底线)型字段:_____;该型字段由连续下划线来定义,长度由下划线字符个数决定,最大值为 80,空白字段时,数据管理时将按缺失值处理。另一种为大写文本型字段:<A   >。第三种为加密字段:<E   >,设置有加密字段的调查表,在生成 REC 文件,建立 CHK 文件及数据输入等操作时,需要输入密码,才能进行操作。

（3）日期型字段:包括两种。一种为常用日期字段:<MM/DD/YYYY>、<DD/MM/YYYY>及<YYYY/MM/DD>等三种,输入时即进行合法性检验;只需输入日期,系统自动插入斜杠。另一种为自动插入日期型字段:<Today-DMY>、<Today-MDY>及<Today-YMD>;储存或修改数据时该字段自动输入系统日期,如系统日期正确,也即当天日期。

（4）自动 ID 号型字段:<IDNUM>,这是一种专用字段,用作记录识别号,文件的第一个记录为 1,以后记录自动赋值顺次较前增加 1,并自动保证编号的唯一性。输入数据时光标跳过此字段。如需使第一个记录号大于 1,则可在“文件”菜单“选项”中的“高级设置”中设置。

（5）声音提示型字段:<S　　>。

（6）逻辑型字段（即布尔函数型字段）:<Y>,只接受 Y、N、空格或回车键。后两者作缺失值处理。Y、N 字符输入后即转为大写字母。

3. QES 文件的编写与注意事项　制作调查表文件可用 EpiData 编辑器进行,也可用 Word 或其他文本编辑器编写。EpiData 编辑器对 QES 文件编辑时,可将 Word 版本的调查问卷复制到 EpiData 编辑器中,按 QES 文件的编写规则进行编写。注意,必须以纯文本格式存盘,文件后缀名必须是“. qes”。在编写过程中可利用“字段快速清单”进行。选择字段类型,定义好长度后,按“插入”图标即可;调查表文件的格式尽量和原调查表一致,有利于输入数据。

问题 1:图 20-3 是一个针对高中生开展的吸烟情况调查所使用的调查问卷的精简版截图。请根据调查问卷按 EpiData 的 QES 文件编写规则完成该调查问卷对应调查表文件的编写,并将该 QES 文件保存为 smoke. qes。

三、生成数据库文件

调查表文件建立后,必须在此基础上产生数据文件,才能开始下一步的数据输入。数据文件的产生有以下三种方法:

1. 主菜单→选择数据输入/输出菜单→“根据 . QES 文件生成 REC 文件”;

2. 在工作过程工具条按第二个按钮“生成 REC 文件”;

3. 在编辑器菜单→REC 文件菜单→选择“生成 REC 文件”。

在要产生一个数据文件前,没有必要使用编辑器打开一个调查表文件（. QES 文件）。如果在编辑器中没有打开的 . QES 文件,将出现一个选择文件对话框,选择一个 . QES 文件后可产生一个相对应的数据文件。对话框如图 20-4。

高中生吸烟状况调查问卷

所在学校：_____　　　　　　　编号：□□□□

请您在被选择项的阿拉伯数字用画"√"方式回答问卷，或者直接如实填写您的相应情况或特征。

第一部分：人口学特征

1.1 您的出生日期_____年____月____日

1.2 您的性别：　1. 男性　　2. 女性

1.3 您的民族：　1. 汉族　　2. 其他少数民族

1.4 您家庭的户口是：1. 农业户口(农村户口)　　　2. 非农业户口(城镇户口)

1.5 您每月的零用钱大约有多少元人民币(不包括房租与伙食开支部分)

　　1. 0~49元　　2. 50~99元　　3. 100~199元　　4. 200~399元　　5. 400~799元　　6. 800元及以上

第二部分：吸烟行为

2.1 您是否吸过烟(哪怕只吸一两口)?　　1. 是　　2. 否(如果选择此项直接跳至第三部分)

2.2 您尝试第一口烟的年龄是_____岁

2.3 到目前为止您是否吸足了100支烟?　　1. 是　　2. 否

2.4 过去30天您是否吸过烟?　　1. 是　　2. 否

第三部分：烟草相关健康知识

3.1 吸烟是否有害健康?

1. 没有什么危害　　2. 有轻微危害　　3. 有中度危害　　4. 有严重危害　　5. 不知道

3.2 被动吸烟(也叫二手烟，就是吸入别人呼出的烟雾)是否有害健康?

1. 没有什么危害　　2. 有轻微危害　　3. 有中度危害　　4. 有严重危害　　5. 不知道

3.3 您是否赞同以下说法（可多选）

1. 吸烟会增加患心脏病的风险　　2. 吸烟会增加患肺癌的风险

3. 吸烟会增加患肝炎的风险　　4. 吸烟会增加患支气管炎与肺炎的风险

感谢您的合作!

图 20-3　高中生吸烟情况调查问卷截图

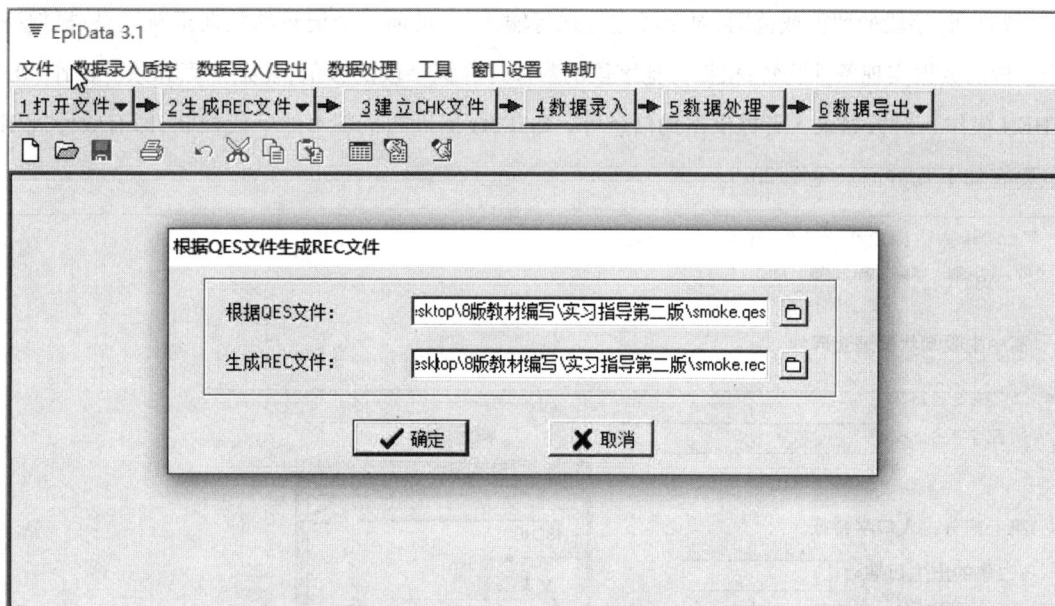

图 20-4　由 QES 文件生成 REC 文件

　　注意:在"生成 REC 文件"中的设置选项决定了生成 REC 文件中的字段名。数据文件将把 QES 文件名作为默认文件名,只是后缀是 . REC 而不是 . QES。但这不是必须的,只是推荐这样命名数据文件。在选择了数据文件名后,还可选择输入一个 50 个字符以内的关于数据文件的简单描述,这叫作"数据文件标记"。"数据文件标记"将作为数据文件的一部分而显示。如果在产生一个新的 REC 文件时使用了一个与原来数据文件相同的名字,原来的数据文件将被覆盖,数据也将丢失。在修改数据文件时,例如增加一个字段或改变字段类型,可以不丢失数据,请使用根据"工具"菜单中的"根据修改的 QES 文件更新 REC 文件"。

　　问题 2:根据上述问题 1 中建立的"smoke. qes"文件,生成数据库文件,即 REC 文件,并将该 REC 文件保存为"smoke. rec"。

四、建立核查文件

　　实际上如果完成上述两个步骤,即建立调查表文件和生成 REC 文件两个过程,即可进入数据录入过程。但在数据录入的过程中也可能会出现录入错误,如何保障调查问卷中字段间存在的逻辑关系,最大限度减少录入错误并提高录入效率,则有效的字段控制显得尤为重要。使用了核查文件(又称检查文件或 check 文件)使得在数据输入过程中检查数据的有效性成为可能。如输入"性别(男 = 1,女 = 2)",则可设定该字段只能输入"1"或"2",而不能输入其他任何数字。核对文件中包括对一个或多个输入字段的有效性的描述。核对文件还可包含一些命令,可以控制输入的流向,例如从一个字段至另一个字段的自动跳转。核对文件的作用主要包括:限制输入数字(或日期)字段的数值或范围;对字段进行强行输入;拷贝前一个记录的数据至新记录;根据一个字段的数据实现条件跳转;根据其他字段的数值计算该字段的数值;复杂计算和条件操作(IF-THEN 操作);对数据录入者提供帮助信息等。EpiData 提供的最基本的字段控制,即有效性规则主要有如下几方面。见图 20-5。

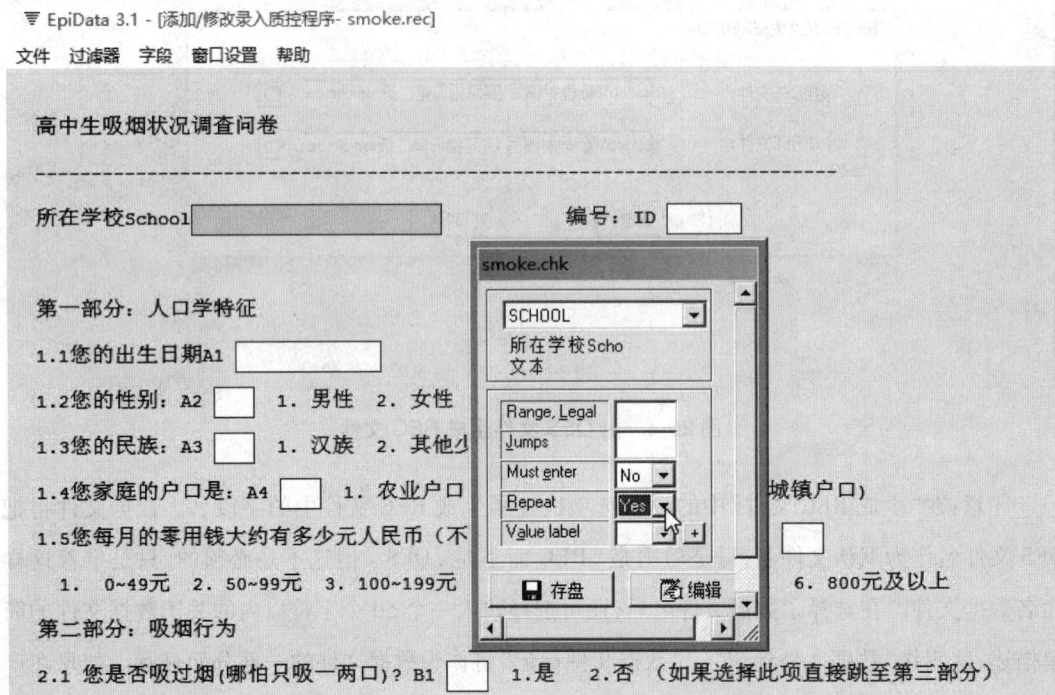

图 20-5　CHK 文件编辑窗口

1. 范围/合理值(Range,Legal)　定义一个字段的范围,输入最小数,再输入减号,最后输入最大值;如果只需对最大值进行限制,使用(-INF),负无限为最小值;如果只需对最小值进行限制,使用 INF 为最大值;如输入-INF-6 定义所有小于或等于 6 为合理值。输入 0-INF 定义所有正数为合理值。如果为一个字段定义合理值的方法是给出所有可接受的数值,中间可用逗号或空格分割。如输入 1,3,5,7 表示在当前字段中只可输入 1,3,5,7。如果想既要定义范围又要定义合理值,那么必须先输入范围,再给出合理值。输入 3-7,9 则将把 3,4,5,6,7,9 视为合理值。

2. 跳转(Jumps)　如果在当前字段有跳转语句,在数据输入后跳转到哪个字段取决于输入的数据值。例如,如果当前字段为是否吸烟 B1(1=是,2=否),则可定义:如果 B1=2 跳转至字段 C1,具体设置是光标在 B1 变量上,输入 2>C1。除了指定字段名外,跳转目的还可为:END 和 WRITE。END 表示跳转至数据表的最后一个字段。WRITE 意味着在输入当前字段数值后将当前记录写入硬盘。例如:1>END,2>WRITE,程序将给出以下规则:如果输入 1 数据输入至数据表的最后一个字段,而 2 输入后当前数据存盘。

3. 必须输入(Must enter)　如果当前字段必须输入数据,需要使用这个规则。在编辑表中 Must enter 项中选择"yes"。

4. 重复输入(Repeat)　如果在编辑表中 Repeat 选择项中选择"Yes"则前一个记录中的该字段值将自动出现在下一个记录的该字段中。重复数据的值在数据输入时可以改变,但使用这个功能会减少很多输入工作。

5. 数值标记(Value label)　数值标记是一组与数值结合解释数值意义的文本。

例如:字段数值"1"表示男,"2"代表女。如果数值标记被定义,在数据输入过程中按 F9,会显示一张"转换表"。下面是一个数值标记的示例:

　　1 男

　　2 女

定义一个新标记。按 value label 右面的"+"钮。这将打开一个文本编辑器,编辑为如下语句:

LABEL A2

1　　男

2　　女

END

按"确定并关闭"关闭编辑窗口,新的数值标记将能显示在下拉清单中。

以上是 CHK 选项卡上列出的 5 个 CHK 命令的简要介绍,基本可以实现常见数据录入的字段控制,如果要实现更为复杂的"控制",单纯用以上 5 个命令是无法完成的,北京大学公共卫生学院吕筠教授编写的《EpiData3.0 使用手册》中写有详细的字段控制设置方法,可到 http://www.epidata.dk/download.php 下载并参考使用。

问题 3:对问题 2 中生成的 REC 文件"smoke.rec"设置必要的字段控制,点击导航栏"3 建立 CHK 文件",选择需要核查的 REC 文件,如本例"smoke.rec",即可出现图 20-4 窗口,进行有效的字段控制设置。具体要求如下:

(1)School 变量设置为必须录入和重复录入;

(2)B1 变量设置合理值和必须输入,并按调查表指示设置跳转;

(3)其他变量设置为合理值和必须输入;

(4)A1-A5 设置数值标记。

注意事项:完成核查文件需要保存成与 REC 文件同名的,扩展名为".chk"的文件,并保存在与 REC 文件相同的文件夹中,在利用 EpiData 进行数据录入时,自动调入内存并对录入过程进行有效核查。

五、数据录入

点击导航栏"4 数据录入",出现图 20-6 对话框,选择目标 REC 文件,本例选择"smoke.rec",则出现图 20-7 的数据录入窗口,按实际纸质版问卷进行数据录入。

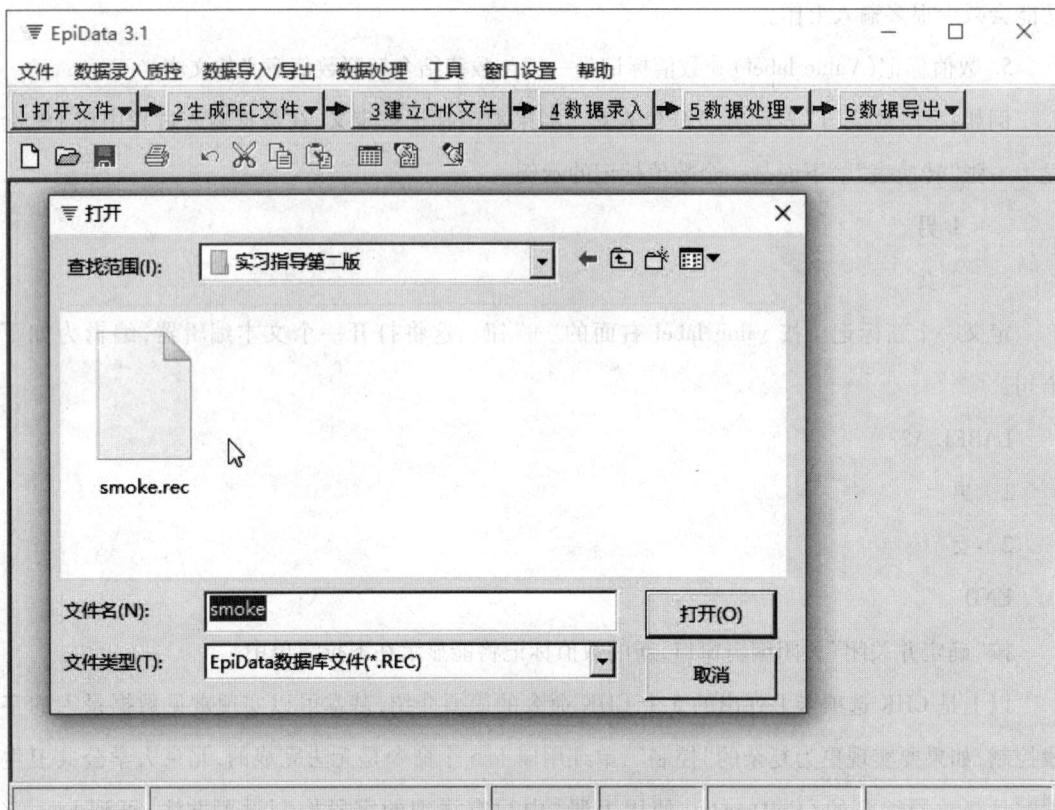

图 20-6　数据录入目标 REC 文件选择窗口

问题 4:可按结合高中时自身或同学的吸烟等情况尝试录入数据进行练习,可改变数值或录入跳转的选项取值,观察字段控制的作用。

六、数据导出

EpiData3.1 软件不具有数据统计分析功能,建立好的数据文件可转成其他类型数据文件,以方便其他统计分析软件对数据的读取。数据文件导出,可通过按工作过程工具条中的"数据导出"图标实现(图 20-8)。

1. 数据文件的备份　可以选择对一个数据文件在一个目的目录进行备份。这个功能可在选择的目的目录中产生选择数据文件的备份:同名的 .qes 文件、同名的 .chk 文件和有关数据输入文档。

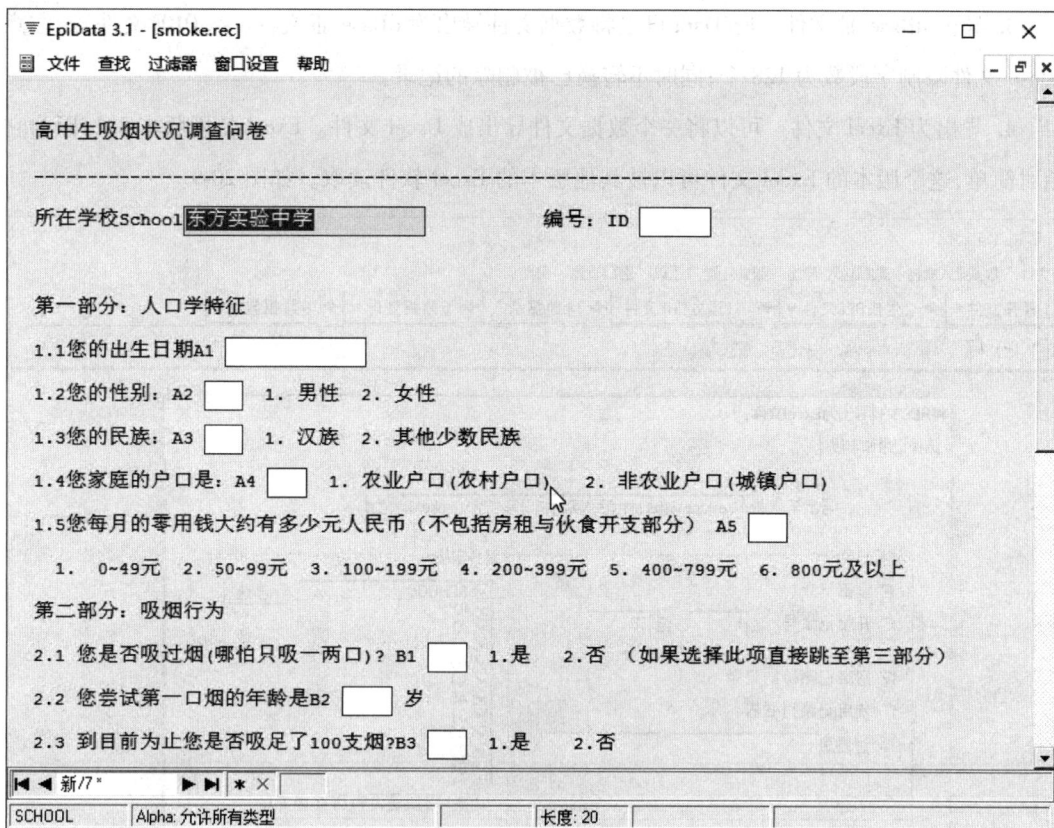

图 20-7　数据录入窗口

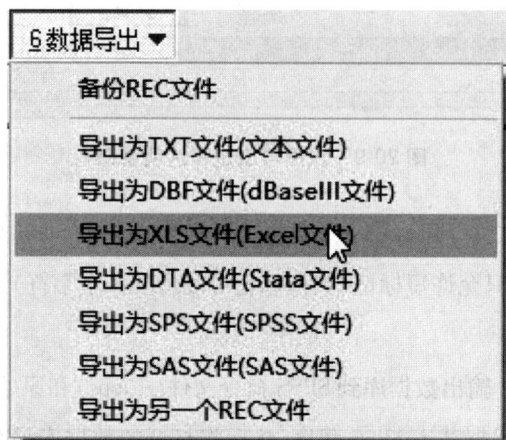

图 20-8　数据导出过程的菜单项

2. 导出文本文件　EpiData 可以将数据文件导出为标准的文本文件,每行一条记录,可以通过选择分割符号将字段分割开。选择转出的文件后缀必须是 . TXT。选择项:选择字段分割符、文本"标记"以及"不转换已被删除的记录"。

3. 导出 dBase Ⅲ 文件   EpiData 可以将数据文件导出为 dBase Ⅲ 文件(* . DBF 文件)。注意 dBase 文件限制字段数为 128 个;同时不转换已被删除的记录。

4. 导出为 Excel 文件   可以将一个数据文件导出成 Excel 文件。Excel 使用版本 2. 1,因为它相对简单,这个版本的 Excel 文件可以被其他版本的 Excel 软件读取。如图 20-9。

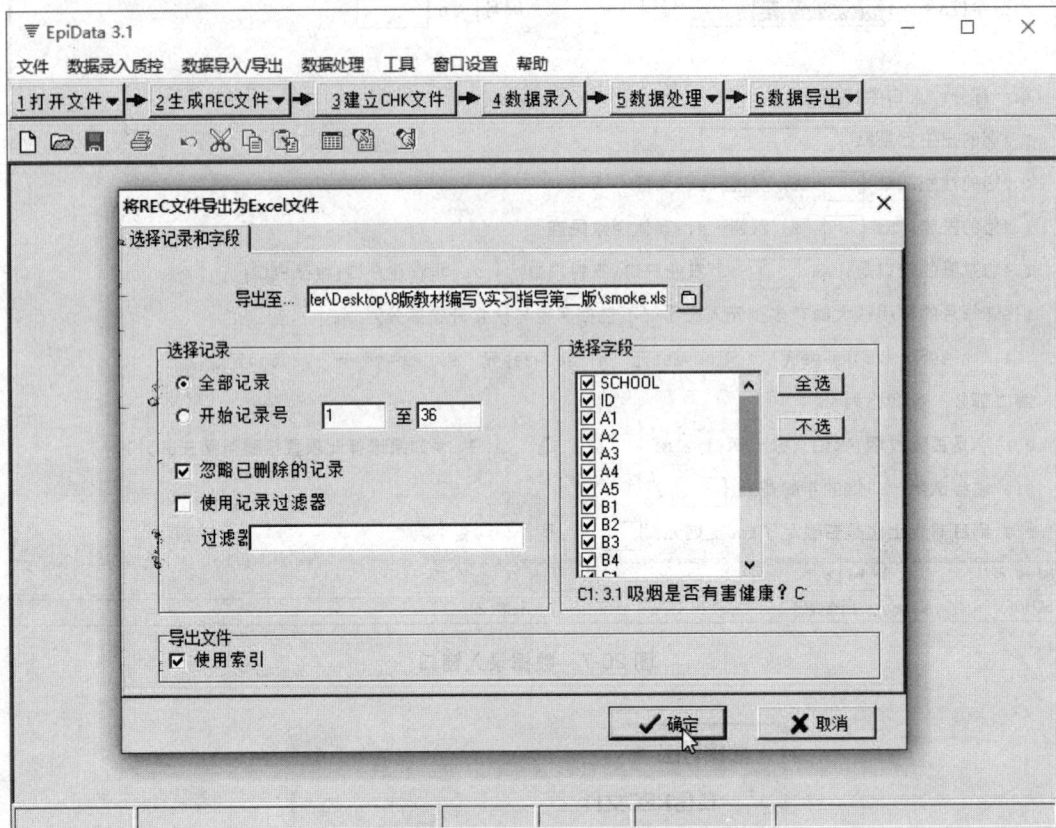

图 20-9   数据导出过程选项窗口

5. 导出为 Stata 数据文件   可以将一个数据文件转换成一个 Stata 文件;版本 4、版本 5 或版本 6。注意 Stata 第 4、5 版只允许短标记(数值标记可以最多 8 个字符),如果标记对于 Stata 数据文件太长就会被截断。

6. 导出为 SPSS 文件   输出数据库到 SPSS 命令文件(* . sps)和原始的数据文件(* . txt)。在 SPSS 中运行命令文件,将数据载入 SPSS 程序,然后将打开的数据库另存为一个真正的 SPSS 数据库(* . SAV)。选项设置类似于"输出到文本文件"中的设置。如果需要建立 SPSS 的数据库文件,需要运行 SPSS 命令文件(* . sps),生成的数据库进行另存即可。

7. 导出为 SAS 文件   输出数据库到 SAS 命令文件(* . sas)和原始的数据文件(* . txt)。在 SAS 程序中提交命令文件,装载数据库。选项设置类似于"输出到文本文件"中的设置。同样需要运行 SAS 命令文件(* . sas)再进行另存。

问题 5:将问题 4 中已经录入完成的"smoke. rec",导出 Excel 文件和 SPSS 文件,导出文件打开需要计算机安装有 Excel 和 SPSS 软件。

本实习内容仅对 EpiData 软件数据录入功能进行简单的介绍和常用功能的实习,该软件还设有数据管理功能,如数据一览表、数据简单分析表、一致性检验、可靠性检验、数据的追加与合并等。其他详细功能可到 http://www. epidata. dk/download. php 下载 Extended help 文件(北京大学公共卫生学院吕筠老师编写的《EpiData3. 0 使用手册》)进行学习。

(寇长贵)